Cocina Vegana

*Guía Paso a Paso y Deliciosas Recetas Para
Una Alimentación Vegana Saludable*

John Carter

Derechos de Autor del Texto © John Carter

Descargo de Responsabilidad:

Tome en cuenta que la información contenida en este documento es solo para fines educativos y de entretenimiento. Se han realizado todos los intentos para proporcionar información precisa, actualizada, confiable y completa. No hay garantías de ningún tipo expresadas o implícitas. Los lectores reconocen que el autor no participa en la prestación de asesoramiento legal, financiero, médico o profesional. Al leer este documento, el lector acepta que bajo ninguna circunstancia el autor es responsable de las pérdidas, directas o indirectas, en que se incurra como resultado del uso de la información contenida en este documento, incluyendo, sin que se limite a: errores, omisiones o inexactitudes.

Aviso Legal:

Este libro está protegido por derechos de autor. Esto es sólo para uso personal. No puede modificar, distribuir, vender, usar, citar o parafrasear ninguna parte o el contenido de este libro sin el consentimiento del autor o propietario de los derechos de autor. Se emprenderán acciones legales si se infringe.

La información proporcionada en este documento se considera veraz y coherente, ya que cualquier responsabilidad, relacionada con la falta de atención o de otro tipo, por el uso o abuso de cualquier política, proceso o dirección contenida en este documento es responsabilidad exclusiva y total del lector receptor. Bajo ninguna circunstancia se hará responsable legal o legalmente al editor por cualquier reparación, daños o pérdida monetaria debida a la información aquí contenida, directa o indirectamente. Los autores respectivos son propietarios de todos los derechos de autor no mantenidos por el editor.

El autor no es un profesional con licencia, médico o profesional médico y no ofrece tratamiento médico, diagnósticos, sugerencias o asesoramiento. La información presentada en este documento no ha sido evaluada por la Administración de Drogas y Alimentos de los EE. UU., Y no está destinada a diagnosticar, tratar, curar o prevenir ninguna enfermedad.   Se debe obtener la autorización médica completa de un médico con licencia antes de comenzar o modificar cualquier programa de dieta, ejercicio o estilo de vida, y se debe informar al médico de todos los cambios nutricionales. El autor no asume ninguna responsabilidad ante ninguna persona o entidad por cualquier responsabilidad, pérdida, daño o muerte causada o supuestamente causada directa o indirectamente como resultado del uso, aplicación o interpretación de la información presentada en este documento.

Contenido

INTRODUCCIÓN: ¿QUÉ ES LA COCINA VEGANA?

La gente en nuestra sociedad moderna está preocupada por múltiples problemas. La salud y el medio ambiente son dos de los más grandes que están a la vanguardia. La gente quiere comer bien y disminuir su impacto ambiental. Las amenazas del calentamiento global y la obesidad son dos de las mayores preocupaciones.

Algunas personas deciden que quieren abordar ambos al mismo tiempo. Tomar la decisión de volverse vegano es una decisión que se toma tanto por razones de salud como ambientales y éticas.

La cocina vegana es simplemente comida que se prepara dentro de las especificaciones veganas para que respalde ese estilo de vida.

ENTONCES, ¿QUÉ SIGNIFICA SER VEGANO DE TODAS FORMAS?

Vegano es un subconjunto del vegetarianismo. Hay varios tipos diferentes. Algunos vegetarianos todavía beben leche y/o comen huevos. Pero no los veganos. Son la forma más estricta y no permiten ningún producto animal en su dieta.

Es, con mucho, la forma más desafiante porque las personas dan muchas cosas por sentado. Los huevos y la leche, por ejemplo, son ingredientes comunes para hornear. Por lo tanto, se deben hacer sustituciones para que un vegano pueda comer productos horneados.

Beneficios De Comer Vegano

Muchísimas personas se están inclinando hacia las ideas de un estilo de vida más verde, no es de extrañar que muchas personas también se estén volviendo veganas. Para la gran mayoría de la gente un estilo de vida vegano está alineado con volver a los viejos tiempos, lo cual también es considerado mucho más saludable. Si aún no estás seguro de si la idea de un estilo de vida vegano es perfecta para ti, hay varias cosas que debes considerar primero. Si solo te apresuras a tener un estilo de vida saludable sin considerar todos los beneficios de comer vegano, podrías conseguirte con una sorpresa bastante alarmante.

Muchas personas descubren la comida vegana a través de su búsqueda de una alimentación más sana. Al hacer esto, es posible encontrar un estilo de vida más saludable y garantizar que obtengas los mayores beneficios no solo para ti, sino también para el medio ambiente. Muchos grupos ecologistas afirman que ser vegano es la mejor manera de ser ecológico con tus hábitos alimenticios. En muchos sentidos, están en lo cierto y debido a esto, muchas personas están recurriendo a un estilo de vida vegano como nunca antes. Mientras que muchas gente puede que diga que vive un verdadero estilo de vida verde, aquellos que comen vegano también están viviendo el estilo de vida en lugar de solo hablar de ello.

Otros beneficios para comer vegano es la disminución en los niveles de azúcar en la sangre. Esto es algo que es extremadamente beneficioso para los diabéticos porque puede reducir sustancialmente la necesidad de usar insulina y otros medicamentos para controlar los niveles de azúcar en la sangre. Sin embargo, si estás siendo tratado por un médico por alguna razón, debes consultarle antes de cambiar significativamente tu dieta para asegurarte de que estás obteniendo todos los nutrientes y beneficios que realmente necesitas. Hacer cambios sin hablar con tu médico podría tener consecuencias devastadoras y solo tomará unos minutos de tu tiempo para garantizar que te mantengas lo más saludable posible.

Las personas que evitan comer carne también suelen perder peso mucho más rápido. Muchas de las razones de esto se deben al aumento de carbohidratos en las verduras, así como a la disminución de calorías y grasas. Además, muchas de las frutas y vegetales que son comunes en una dieta vegana también ayudan a perder peso debido a su efecto de calorías negativas. Si bien esto no es un gran beneficio para todas las personas, es algo que puede ser de gran ayuda si estás tratando de perder peso. Por supuesto, esforzarte para comer solo frutas y verduras frescas en lugar de alimentos altamente procesados ayudará a maximizar realmente el impacto negativo de calorías.

Una dieta vegana también tiene una gran ventaja de proporcionar un contenido de grasa sustancialmente menor a tu dieta. El consumo de cantidades excesivas de productos lácteos y carnes tiende a estar estrechamente acompañado por grasa; al omitir cantidades sustanciales de grasa en tu dieta, puedes hacer algunas diferencias importantes no solo para nuestra salud física, sino también para hacer grandes mejoras para reducir tu peso. Esto puede proporcionarte amplias razones para reducir tu consumo de carne si has estado luchando para controlar tu peso.

Un beneficio final es que estás consumiendo muchos más carbohidratos en una dieta vegana. Esto se ha considerado bueno porque proporciona una gran fuente de energía durante todo el día. Los alimentos como las carnes tienden a ser extremadamente bajos en carbohidratos, mientras que son mucho más altos en proteínas. Si bien la proteína es una parte esencial de tu dieta, puede demorar mucho más en digerirse, lo que permitirá engordes más rápido y tengas niveles de energía más bajos. Si, en cambio, aumentas la cantidad de frutas y vegetales que consumes, verás que tu nivel de energía aumentará significativamente. Sin embargo, aún debes asegurarte de consumir proteínas suficientes para proteger completamente tu sistema y recibir toda la nutrición que necesitas.

¿QUÉ HACE QUE LA COMIDA SEA VEGANA O NO?

Para que la comida sea estrictamente vegana, debes cumplir con ciertos criterios. Es importante tener en cuenta que hay muchos ingredientes ocultos en los alimentos. Es especialmente importante tener cuidado con estos si vas a esforzarte por cumplir una dieta vegana.

- Los veganos no comen productos de origen animal o subproductos de productos de origen animal.
- Tampoco consumen cosas como la leche y los huevos.
- Los verdaderos veganos tampoco comen pescado.
- No olvides que las abejas son un animal, por lo que los veganos tampoco pueden comer miel, jalea real y suplementos de polen de abeja.
- También hay una gran cantidad de ingredientes ocultos que tienden a abrirse paso en los alimentos, como la gelatina, la manteca de cerdo y el suero de leche.

Si eres un vegano nuevo, hacer todos estos cambios puede parecer abrumador. Pero, después de que hayas estado comiendo y cocinando a la manera vegana, serás todo un profesional.

Evitando Problemas De Salud Al Comer Vegano

Decidir tomar una nueva dieta puede considerarse un dolor y una molestia importante. Por otro lado, elegir un estilo de vida completamente nuevo y cambiar todos sus hábitos alimenticios es una historia completamente diferente. Puede ser un momento muy divertido y emocionante en tu vida, pero también es un momento en tu vida en el que requerirás un poco de esfuerzo para tomar la decisión correcta. Hay tantas formas en que la adopción de un nuevo estilo de vida puede salir mal, especialmente cuando estás cambiando significativamente los alimentos que comes. Hacer un esfuerzo para asegurarte que te mantengas saludable es extremadamente importante y necesita hacerse..

En su mayor parte, cualquier persona que elija convertirse en vegano tendrá mucho éxito. Trabajar para mantenerse saludable no es imposible, pero normalmente requerirá un poco de esfuerzo. Hay una gran cantidad de nutrientes que se proporcionan en las carnes y otros productos de animales que necesitas para estar sano. Si simplemente recurres a un estilo de vida vegano sin tener en cuenta los nutrientes y las vitaminas que ahora estás perdiendo, verás rápidamente que estás debilitando su sistema inmunológico. Presta mucha atención a lo que está comiendo y, lo que es más importante, lo que te estás perdiendo es fundamental.

La mayoría de las personas que buscan adoptar un nuevo estilo de vida tienden a hacerlo durante mucho tiempo, o de forma permanente. Esto significa que es muy importante que te asegures de que estás aprendiendo cuáles son los alimentos adecuados que te garanticen que estés lo más saludable posible. La diferencia entre un nuevo estilo de vida y una nueva dieta es que una dieta no está destinada a seguirse permanentemente. Simplemente estás en una dieta por un corto período de tiempo, en el que pretendes cumplir unos objetivos específicos. Un estilo de vida es algo que pretendes mantener, por lo que las deficiencias en un estilo de vida son mucho más importantes que una deficiencia en una dieta.

Hablar con tu médico también es extremadamente importante. Esto te ayudará a identificar cualquier necesidad específica que puedas tener. Esto sería importante porque nunca se sabe qué nutrientes son más importantes para ti y tus necesidades específicas hasta que determines en qué tipo de condición física te encuentras actualmente. Para la gran mayoría de las personas, hay pocas necesidades serias al comenzar, pero para conocer de antemano cualquier problema importante es siempre una buena idea consultar a su médico, por si acaso. Esto también te ayudará a estar sin preocupaciones.

La mayor preocupación que tendrás es la necesidad de buscar muchos nutrientes. Esto es importante, ya que te ayudará a mantener tu nivel de energía, así como también estar absolutamente seguro de que vas a obtendrás un montón de nutrientes y la salud que necesitas para mantenerte lo más saludable posible. Si te das cuenta de que no estás obteniendo una nutrición adecuada, será prácticamente imposible para ti mantener el estilo de vida que estás tratando de desarrollar.

Un poco de esfuerzo puesto en la planificación adecuada te permitirá disfrutar de tu aventura en el estilo de vida vegano. Hablar con tu médico sobre cualquier inquietud que tengas, así como realizar una amplia investigación para asegurarte de que estás al tanto de cualquier problema potencial antes de que ocurra, será un factor clave para determinar tu éxito. Cada año hay miles de personas que adoptan un estilo de vida vegano, tú también puedes unirte a ellas para llevar un estilo de vida más saludable y más verde. Pequeños cambios en tu estilo de vida pueden tener enormes impactos siempre y cuando seas cuidadoso y tomes decisiones sabias. Sin embargo, las decisiones apresuradas pueden ser muy malas para tu salud en general. Esto hará que sea extremadamente importante planificar con anticipación para asegurarte de que tomes las decisiones correctas para tu estilo de vida.

LO QUE ESTE EBOOK CUBRIRÁ

No hay duda de que una dieta vegetariana, particularmente una vegana, puede ser excelente para tu salud. Debido a la popularidad de las tiendas de alimentos saludables ya que muchos están buscando mejorar su salud, es más fácil que nunca disfrutar de una dieta vegana satisfactoria. Este eBook te enseñará cómo hacerlo.

- Lo básico sobre cómo cocinar la comida vegana de la manera correcta.

- Una visión general de los ingredientes típicos utilizados en la cocina vegana.

- Una lista de ingredientes ocultos que se deben evitar al comer una dieta vegana.

- También incluye información sobre cómo llenar una despensa vegana completa para que puedas preparar platos veganos todos los días sin problemas.

- Cubrirá las técnicas básicas de cocina necesarias para crear una variedad de comidas satisfactorias.

- Cómo armar una comida vegana completa y al mismo tiempo obtener el equilibrio correcto de vitaminas, minerales y nutrientes para su cuerpo.

- Qué hacer si tiene necesidades nutricionales especiales, como para quienes padecen de diabetes o colesterol alto.

- Recetas para que puedas empezar a cocinar de inmediato.

Como puedes ver, hay una gran cantidad de información sobre cómo disfrutar de una dieta vegana. Este eBook está diseñado para enseñarte todo lo que necesitas saber.

CAPÍTULO 1:
INGREDIENTES TÍPICOS EN LA
COCINA VEGANA

Como sabes, la cocina vegana consiste en cocinar sin carne, pescado, huevos o subproductos de cualquiera de estas cosas. Para mantener un estilo de vida vegano, se debe tener un cuidado especial para asegurarse de que ninguno de estos ingredientes llegue a los alimentos.

Damos ciertas cosas por sentado, como usar huevos al hornear. Bueno, los huevos no están permitidos durante una dieta vegana. Y a pesar de que el estilo de vida vegano está aumentando en popularidad, la comida vegana empaquetada a menudo es difícil de conseguir. Para resolver este problema, muchos veganos optan por hacer su propia comida.

Este capítulo se centrará en varios tipos diferentes de ingredientes. Primero, aprenderemos cómo reemplazar la leche y los huevos con cosas que sean veganas. También cubriremos información sobre otros ingredientes que se utilizan, así como también subproductos animales con los que hay que tener cuidado.

SUSTITUCIÓN DE HUEVOS EN RECETAS.

Por mucho que nos gustaría evitar el uso de huevos en nuestras recetas veganas, puede ser un desafío. De hecho, este es uno de los ingredientes más difíciles de reemplazar. Sin embargo, hay muchas opciones para elegir que harán el trabajo.

¿QUÉ HACEN LOS HUEVOS EN LA RECETA?

En ciertas recetas, los huevos son casi esenciales. Sirven para unir los ingredientes. Se pueden usar para hacer que los productos horneados se levanten y también ayudan a que sean livianos y esponjosos. Otra cosa que hacen los huevos es ayudar al producto a formar cierta estructura y también proporcionar humedad adicional. Son especialmente útiles para hornear, pero también son esenciales para ciertos platos salados.

OPCIONES DE REEMPLAZO DE HUEVO

Aquí hay una lista de algunas de las mejores opciones de reemplazo de huevos que hay. Puedes reemplazar los huevos en cualquier receta usando estas opciones.

Usa puré de bananas

Las bananas hechas puré son otro sustituto eficaz del huevo. Simplemente coloca una banana cortada en la licuadora y licúa hasta que esté completamente suave y no haya grumos. La mitad de una banana de tamaño regular es el equivalente a un huevo.

El aspecto positivo del uso de las bananas es que se encuentran disponibles fácilmente. Sin embargo, las bananas tienen un sabor distinto que no funciona en cada receta. Por ejemplo, si intentas hacer galletas de mantequilla de maní, el sabor de la banana alteraría el sabor de las galletas.

Semillas de linaza molidas

Lo mejor es comprar las semillas de linaza enteras y almacenarlas en el refrigerador. Cuando sea el momento de usarlas, mida 1 cucharada de semillas de linaza por cada huevo que necesites reemplazar. Luego, pulverízalas en una licuadora o molinillo de café.

Transfiere las semillas de linaza a un tazón y agrega tres cucharadas de agua por cada huevo que necesites reemplazar. Añade el agua lentamente mientras bates vigorosamente. Bate hasta que la mezcla adquiera un aspecto de gel.

Dado que las semillas de linaza tienen un sabor a nuez, este reemplazo de huevo funciona mejor cuando se hacen panes de grano entero, panecillos y panqueques. Es posible que desees experimentar para tener una idea de los tipos de recetas en las que te gusta que se use.

Producto para reemplazar el huevo

Hay varios productos de reemplazo de huevos en el mercado que están diseñados para ser veganos. Mira el empaque para asegurarte de que sea seguro para los veganos y que no contenga ningún subproducto de carne.

Estos polvos de reemplazo de huevo reciben críticas mixtas. A algunos les gustan mucho, a otros no. Definitivamente son convenientes y buenos para tener a la mano. Una vez que te acostumbras a cocinar vegano, comenzarás a aprender qué alimentos saben mejor con este producto.

Ya que hay varias marcas en el mercado, puedes tomarte un tiempo encontrar una con la que te sientas más feliz. Para usar, simplemente sigue las instrucciones del paquete. Por lo general, vienen en forma de polvo. Si no puedes conseguirlo en la tienda de alimentos saludables, puedes adquirirlo fácilmente en línea.

Prueba el tofu como un reemplazo de huevo

El tofu también es otra opción que puedes probar si necesitas encontrar un producto de reemplazo. Puedes probar cualquier forma de tofu, pero esto puede requerir cierta experimentación. El tofu sedoso parece dar los mejores resultados. También puedes usar yogur de soja sin sabor en la misma proporción con resultados similares.

Lo bueno del tofu es que combina bien con la mayoría de los sabores. Las semillas de linaza, por ejemplo, tienen ese sabor distintivo de nuez. El tofu no tiene mucho sabor por sí solo, especialmente cuando se combina con ingredientes más fuertes. Otra ventaja es que está ampliamente disponible en la mayoría de las áreas, incluso en los supermercados normales.

Para usarlo, simplemente toma el tofu y licúalo hasta que quede suave en la licuadora. El procesador de alimentos también puede funcionar, pero es importante asegurarte de que no haya grumos y que la textura sea lo más suave posible. Para reemplazar un huevo grande, use ¼ de taza de la mezcla mezclada.

Tendrás que hacer algunos experimentos para ver qué recetas funcionan mejor con tofu como un sustituto de huevo. Todo depende de los tipos de recetas que pruebes y de tus preferencias personales.

Uso de harina y otros agentes de fermentación

También puede usar pastas hechas de diferentes tipos de harinas y agentes de fermentación para reemplazar los huevos. El beneficio es que la mayoría de los hogares tienen estos ingredientes a mano. Tampoco tienen sabor como las bananas y las semillas de linaza. Se pueden mezclar bastante bien en la masa .

Puede tomar algo de experimentación para poder obtener las proporciones correctas. Aquí hay algunas opciones:

- 1 cucharada de harina de cualquier tipo (pruebe con harina de trigo, harina de avena o harina de soja) y 1 cucharada de agua por cada huevo.

- 1 cucharada de polvo para hornear, 1 cucharada de harina, 2 cucharadas de agua por cada huevo.

- 2 cucharadas de almidón de maíz y 2 cucharadas de agua mezcladas también reemplazan un huevo.

Encontrar el sustituto de huevo correcto

Una vez más, al probar estas diferentes combinaciones, obtendrás una idea de qué sustitutos de huevo funcionan mejor para cuáles recetas. Como sugerencia, puedes comenzar con una de tus comidas favoritas y probar diferentes sustitutos de huevo hasta obtener el sabor y la textura que deseas.

Por ejemplo, si deseas hacer un lote de muffins de arándanos, puede sustituir los huevos por cualquiera de estas opciones de sustitución. Toma nota de cómo sabe. La próxima vez que lo hagas, prueba con otro sustituto de huevo. Después de probar varios, piensa en cuál fue tu favorito y quédate con ese. Muy pronto, podrás decir de un vistazo qué productos de reemplazo de huevo funcionan mejor para ciertos tipos de recetas.

REEMPLAZAR LA LECHE EN LAS RECETAS

Para un vegano, la leche de cualquier animal (oveja, vaca, cabra, etc.) también está prohibida. También es un ingrediente muy común al hornear y cocinar. También es mucho más fácil de reemplazar que los huevos.

Para reemplazar la leche en las recetas, simplemente sustituya por cualquiera de estas alternativas veganas. Por ejemplo, si la receta requiere una taza de leche, usa una taza de leche de soya en su lugar. Aquí hay algunas opciones alternativas de leche:

- **Leche de soya**
  La leche de soya viene en una variedad de sabores y está fácilmente disponible. Los sabores incluyen vainilla, sin azúcar, chocolate e incluso ponche de huevo. Algunas marcas

son más gruesas y cremosas que otras. Es posible que debas realizar algunos experimentos antes de encontrar las marcas que más te gusten. A menos que tenga un sabor distintivo, la leche de soya es bastante neutral y se combina bien en las recetas .La leche de soya también es rica en proteínas.

- **Leche de nueces**
  Las bebidas con leche de nuez, como la leche de almendras y la leche de avellana, también son opciones. A diferencia de la leche de soya, estas leches de nueces tienen un sabor distinto y pueden no funcionar bien en todas las recetas. También hay variedades endulzadas y sin azúcar.

- **Leche de arroz**
  La leche de arroz también ofrece una gran opción para reemplazar la leche en las recetas. También es de sabor muy suave y combina bien con las recetas. Sin embargo, es importante tener en cuenta que la leche de arroz generalmente no contiene mucha proteína, por lo que es posible que deba compensarla durante el día.

A medida que te familiarices con los diferentes sabores de estos productos de reemplazo de leche, comenzarás a tener una idea de qué recetas tendrán mejor sabor con ellos.

REEMPLAZAR SUERO DE LECHE EN RECETAS.

El suero de leche también es un ingrediente importante utilizado en varias recetas diferentes. Para un vegano, usar suero de leche tradicional es imposible ya que es un producto animal. El suero de leche es simplemente leche regular que se ha cultivado, lo que significa que contiene algunas bacterias buenas, como el yogur.

Afortunadamente, puedes hacer tu propio suero fácilmente. El proceso es el siguiente. Hace una taza de "suero de leche" para veganos.

1. Mide una taza de leche de soya en una taza de vidrio "pyrex".

2. Medir la misma cantidad en leche de soya.

3. Agrega 1 cucharada de vinagre o jugo de limón y mezcla.

4. Deja reposar durante unos quince minutos antes de usarlo.

La leche de soya funciona mejor. La leche de arroz y las leches de nueces no funcionan tan bien. La química de la leche de soya es más adecuada.

REEMPLAZO DE MANTEQUILLA Y MANTECA DE CERDO EN RECETAS

La mantequilla es otro ingrediente importante que muchas recetas requieren. Hay varias cosas diferentes que puedes hacer para sustituirlo:

- **Aceite vegetal**
Si la receta requiere mantequilla derretida, o incluso sólida, puedes considerar usar aceite vegetal en su lugar. Esto, sin embargo, puede alterar un poco la textura de la receta, por lo que probablemente necesitarás experimentar.

- **Manteca**
Si realmente necesitas una grasa sólida para usar en las recetas, puedes usar manteca vegana. Sin embargo, este es un producto manufacturado y lleno de grasas trans. Entonces, usarlo con moderación es mejor. ¡La manteca no es buena para ti en absoluto! También puede encontrar manteca con sabor a mantequilla donde se requiere un sabor a mantequilla.

- **Margarina**

Esta es otra opción que puede reemplazar la mantequilla u otras grasas sólidas, especialmente si deseas algo con un sabor mantecoso. Sin embargo, la margarina es también alta en ácidos grasos trans. Mantente atento a los productos sin grasas trans pero incluso estos pueden contener trazas de grasas trans.

- **Reduciendo grasa**

También puedes reducir la grasa con purés de frutas. Por ejemplo, si la receta requiere 1 taza de mantequilla, puede intentar usar ½ taza de salsa de manzana y ½ taza de margarina o manteca vegana. Otros purés de frutas que puedes utilizar incluyen puré de ciruela y puré de banana. Es posible que puedas encontrar productos de reemplazo de grasa de puré de frutas en la tienda. Solo asegúrate de que sean aptos para veganos y que sigas las instrucciones para realizar una sustitución adecuada. También puedes intentar sustituir toda la grasa de la receta con fruta. Sin embargo, esto puede alterar demasiado la textura.

Siempre asegúrate de que los productos de reemplazo de mantequilla se usen con moderación. Una dieta que es alta en grasas trans no es una dieta saludable. Si es absolutamente necesario, simplemente úsalos de vez en cuando.

INGREDIENTES COMUNES UTILIZADOS EN LA COCINA VEGANA

La cocina vegana es sin duda un arte. Como se ilustra en la sección anterior, los ingredientes como la leche, el suero de leche, los huevos y la mantequilla son *casi* esenciales para ciertas recetas. Pero, a medida que exploramos, las sustituciones son más que adecuadas. Dicho esto, hay una gran cantidad de ingredientes que muchos chefs veganos consideran esenciales. Aquí hay un resumen de algunos de los más comunes.

PRODUCTOS DE SOYA

La soja es probablemente la planta más versátil que existe, especialmente cuando se trata de crear comidas veganas saludables y ricas en proteínas. Aquí hay una lista de algunos de los productos de soya que están disponibles:

- **Leche de soya**
  Se encuentra fácilmente disponible y la puedes conseguir en varios sabores diferentes, como vainilla y chocolate.

- **Tofu**
  Tofu viene en diferentes niveles de firmeza, como extra firme o suave.

- **Tempeh**
  El tempeh es un producto fermentado con una textura carnosa y sustanciosa que se puede usar en salteados y otras comidas.

- **Reemplazo de Carne Molida**
  Esta comida de soya es un alimento básico para algunos, porque se pueden preparar comidas como el espaguetti boloña y el chili vegano.

- **Yogur de Soya**
  Contiene las cultivos activos como el yogurt regular y viene en una variedad de sabores.

- **Miso**
  El miso es una pasta salada fermentada que está hecha de soya y se usa como una base popular de sopa rica en enzimas.

- **Tamari y Salsa de Soya**
  Ambos condimentos están hechos de soya.

- **Edemame**
Estos son los frijoles de soya frescos y son excelentes por sí mismos o salteados.

- **Queso de Soya**
El queso de soya incluso se derrite y tiene una textura similar a la del queso real.

- **Embutidos de soya, carnes para salchichas y hamburguesas**
Los veganos pueden disfrutar de embutidos para desayuno, salchichas, perros calientes e incluso hamburguesas.

- **"Pollo" De Soya**
Vienen en una variedad de formas tales como carnes, nuggets, etc.

- **Polvo de proteína de soya**
La proteína de soya ofrece una excelente manera de aumentar su ingesta diaria de proteínas. Puedes poner una cucharada en tu batido de la mañana o agregarla a recetas como panqueques y panes.

- **Harina de Soya**
Este es también un producto valioso, especialmente para hornear.

Hay una variedad de productos de soya por ahí y esta no era una lista completa. Simplemente ilustra la versatilidad del producto alimenticio. Busca productos de soya que se usen a partir de granos de soya no modificados genéticamente.

Pero, los alimentos de soya tienen sus críticos. A algunos solo les gusta usarlos en sus formas "tradicionales" como tofu, tempeh, miso, edemame y tamari. Los opositores de los productos de soya procesados desconfían del hecho de que están diseñados para tener un sabor similar al de la carne o los productos lácteos, lo que para ellos es un fracaso en el propósito de ser vegano. Además, estos alimentos tienden a ser altamente procesados, lo que no necesariamente los hace más saludables. Si decides utilizarlos o no, es una decisión que debes tomar después de evaluar los pros y los contras.

GRANOS INTEGRALES

Hay tantos tipos diferentes de granos integrales que vale la pena experimentar. Los granos son ricos en vitaminas, minerales, fibra y otros nutrientes importantes. Incluso tienen proteínas, especialmente quinua, un grano antiguo que es especialmente rico en proteínas. Aquí hay algunos productos de grano integrales a probar:

- Centeno
- Alforfón
- Quinua
- Productos de trigo
- Pastas
- Arroz integral
- Avena

Estos se pueden moler en harina o utilizarse enteros. Deberían formar la columna vertebral de una dieta vegana saludable.

NUECES Y SEMILLAS

Estas son otra parte esencial de una dieta vegana saludable. Son ricas en vitaminas y minerales, así como importantes nutrientes en forma de grasas saludables. Aquí hay una lista de algunos frutos secos y semillas a probar:

- Avellanas
- Nueces
- Semillas De Girasol
- Semillas De Calabaza

- Nueces Pecanas
- Almendras
- Anacardos
- Semillas De Sésamo
- Semillas De Amapola
- Semillas De Lino
- Semillas De Cáñamo

Puedes incluirlos en recetas y también comerlos solos como un bocadillo.

LEGUMBRES

Las legumbres son una fuente de proteína esencial para un vegano, especialmente cuando se combinan con granos enteros. Deben combinarse de esta manera para formar una proteína completa. Cuando esta es una de tus principales fuentes de proteínas, es importante recordar combinarla.

Aquí hay unos ejemplos. Esta lista no es de ninguna manera exhaustiva:

- Garbanzos (garbanzos)
- Lentejas
- Frijoles
- Frijoles negros
- Frijoles canelones
- Frijoles del Norte
- Frijoles carita
- Guisantes partidos

Puedes encontrar legumbres en forma seca, molidas en harina y enlatadas. La forma seca debe empaparse durante la noche para ablandarse. La forma enlatada es fácil de usar y excelente para tener a mano. La harina también es un ingrediente popular en los alimentos horneados y la cocina salada.

FRUTAS Y VEGETALES

Importante para la buena salud, las frutas y verduras agregan color y variedad a tus comidas. Como vegano, toda tu dieta estará basada en plantas, por lo que necesitas obtener tus vitaminas, minerales y nutrientes de cosas como frutas y verduras.

Busca productos orgánicos siempre que sea posible, lo que los hace aún más saludables. La comida orgánica también es mejor para el medio ambiente. Los productos locales de temporada también son mejores porque ayudan a respaldar tu economía local y saben mucho más frescos.

ALIMENTOS ENLATADOS Y ENVASADOS

A medida que la dieta vegana aumenta en popularidad, también lo hace la disponibilidad de alimentos empaquetados y veganos. Lo que sigue es una lista de algunas de las cosas que puedes encontrar.

- Panes
- Postres
- Productos horneados
- Aperitivos
- Chocolate vegano
- Productos enlatados
- Bebidas
- Alimentos para el desayuno y cereales.
- Etc ...

Lo mejor es que ni siquiera necesitas ir a una tienda de alimentos saludables para encontrar muchos de estos productos. Sí, las tiendas de alimentos saludables tienen muchas opciones veganas, pero incluso puedes encontrar productos veganos en tu supermercado habitual.

Este es un gran recurso que le dará una lista de todos los alimentos veganos que puedes encontrar en el supermercado:

- http://www.peta.org/accidentallyVegan/

Imprímela para que puedas encontrar las cosas que necesitas cuando vayas a la tienda. Examinaremos algunos de estos artículos con mayor detalle mientras hablamos sobre cómo abastecer una despensa vegana completa.

INGREDIENTES OCULTOS A TENER EN CUENTA

Como se mencionó en una sección anterior, a menudo hay ingredientes ocultos en alimentos que son subproductos animales. Un verdadero vegano tomará el paso adicional necesario para investigar cuáles son estos ingredientes y evitarlos.

Si es un alimento empacado y aparece como apto para veganos, puedes estar bastante seguro de que la comida no contiene estos ingredientes. Pero, todavía es una buena idea comprobarlo.

Lo que sigue es una lista de los ingredientes a tener en cuenta. Hay dos tipos de ingredientes: aquellos que son claramente de productos animales y aquellos que pueden ser de productos animales o productos derivados de plantas.

En la segunda categoría, la única forma de averiguarlo es contactando con el fabricante del producto alimenticio. Y si no lo saben, considera no comprar su producto solo para estar seguro.

INGREDIENTES OCULTOS DE LOS ANIMALES

Estos ingredientes son bastante comunes en los alimentos, por lo tanto, a menos que un producto esté etiquetado como vegano, realmente deberías revisar la lista de ingredientes para asegurarte de que no estén incluidos.

- **Albúmina** - proviene de claras de huevo

- **Productos lácteos** - incluye proteína de suero en polvo, lactasa, lactosa y cosas como la leche y la leche deshidratada

- **Caseinato de calcio** - un aditivo bastante común

- **Estearato de calcio** - también otro aditivo

- **Sebo** - un tipo de grasa animal

- **Sebo refinado** - producto de grasa animal está hecho de sebo

- **Productos de abeja** - Esto incluye Jalea real, propóleo, miel y polen de abeja.

- **Carmín** - un aditivo alimenticio que proviene de los insectos.

- **Manteca** - un tipo de grasa animal

- **Caseína** - esta es la proteína que está en el queso.

- **Gelatina** - de animales, un producto popular que se encuentra especialmente en jaleas y postres.

Otros ingredientes ocultos comunes de los animales incluyen:

- Cochinilla
- Cola de pescado
- Acido muristico
- Ácido oleico
- Ácido palmítico
- Pancreatina
- Pepsina

La mayoría de los ingredientes anteriores se utilizan típicamente como aditivos en alimentos. Tienen diferentes propósitos, dependiendo de la comida que en la que se añadirá.

INGREDIENTES QUE PUEDEN SER DE ANIMALES

Los siguientes ingredientes cumplen diferentes funciones en los alimentos que contienen. Algunos son considerados aditivos. Otros emulsionan los alimentos y suministran grasas extras. Sin embargo, solo porque suena como un ingrediente animal, no significa que lo sea. Podrían ser fabricados sintéticamente o provenir de plantas. Tendrás que comprobarlo

Los ingredientes incluyen:

- Agentes emulsionantes
- Ácido graso
- Acido adipico
- Glicerido
- Glicerol
- Acido caprico
- Ácido láctico
- Estearato de magnesio
- Monoglicerido
- Cualquier cosa mencionada como "saborizante natural"
- Agentes clarificadores

- Inosinato disódico
- Glicerido
- Glicerol
- Ácido esteárico
- Diglicérido
- Polisorbato
- Estearoil lactilato de sodio

Sí, algunos de esos ingredientes son difíciles de decir, ¡algunos de ellos ni siquiera parecen comida! Todos tienen diferentes propósitos en los alimentos que comemos a diario, incluso los que no pensamos tener en cuenta. El punto es que si quieres vivir un estilo de vida verdaderamente vegano, vale la pena el paso adicional para seguir y determinar si tus comidas favoritas usan las versiones animales de estos ingredientes.

Sin embargo, es importante entender que los ingredientes mencionados en esta sección se pueden encontrar en casi todo. Si intentas enfocarte demasiado en ello, puede ser demasiado abrumador. Es importante encontrar un buen equilibrio entre querer ser un vegano estricto y vivir una vida plena. Si las cosas van demasiado lejos, podría afectar tu salud de manera negativa a causa del estrés.

Ser vegano es definitivamente un compromiso de estilo de vida. Aprender sobre los alimentos que necesitas comer, cómo hacer sustituciones veganas para hornear y cocinar, y todo sobre los ingredientes que puedes querer evitar son parte fundamental para adoptar el estilo de vida vegano.

CAPÍTULO 2: PREPARANDO LA DESPENSA VEGANA

Preparar tu despensa es un paso esencial para poder crear de una manera fácil comidas a tu antojo. Para las personas que han sido vegetarianas toda su vida, preparar la despensa no será una lucha. Sin embargo, si te has convertido a vegano recientemente, es probable que debas comenzar desde cero. Es posible que tengas algunos ingredientes a mano, pero la mayoría de tu despensa puede que no sea apta para veganos.

Por supuesto, esta lista no incluirá artículos perecederos como frutas y verduras. Sin embargo, incluso algunos artículos perecederos, como ciertas marcas de tofu, leche de soja, leche de arroz, leche de almendras, entre otros; pueden almacenarse en los estantes y no en el refrigerador debido al embalaje especial.

PASO UNO: HACER INVENTARIO

El primer paso para construir una despensa vegana es hacer un inventario de lo que tienes. Este paso es principalmente para aquellos que acaban de convertirse en veganos. Sin embargo, si has sido vegano por un tiempo, también te beneficiarás con esto. El objetivo es revisar y pensar en todo lo que tienes y determinar si es compatible con el estilo de vida vegano.

También puedes consultar las listas de ingredientes de todos tus alimentos envasados para determinar si existe alguno de los ingredientes ocultos enumerados en el capítulo anterior. Incluso si has sido vegano por un tiempo, aún puedes encontrar algunos alimentos en tu despensa que no deberías tener allí.

Si encuentras muchos alimentos que debes eliminar y no se han abierto, no los botes. Regálalos a un banco de alimentos local. El hecho de que no los comas no significa que alguien no se beneficie de ellos y aprecie tener algo para comer.

PASO DOS: ALMACENA LO ESENCIAL

No es del todo necesario tener una gran despensa llena de toneladas de ingredientes y alimentos envasados. Todo lo que necesitas hacer es sentarte y pensar en las cosas que son realmente importantes para ti. Por ejemplo, si no horneas alimentos a menudo, no te molestes en comprar productos para hornear hasta que realmente los necesites. Si eres el tipo de persona que ama los cereales y come unos cuantos platos al día, es posible que desees tener paquetes de leche de nuez, leche de soja, leche de arroz y cereales adicionales en tu despensa para que no tengas que correr a la tienda todo el tiempo.

Cuando descubras lo que necesitas y cuáles son tus preferencias alimenticias, puedes comenzar a comprar cosas para poner en tu despensa. Si no te tomas el tiempo adicional para pensar en lo que necesitas, terminarás comprando cosas que no vas a comer. Entonces, la comida se desperdiciará. Solo tienes que tener lo esencial y si necesitas otras cosas, puedes comprarlas a medida que avances.

PASO TRES: COMPRA CUALQUIER EXTRA

Puede ser costoso abastecer tu despensa de una vez. Hay ciertos ingredientes que puedes necesitar de vez en cuando, como la salsa de tomate y otros artículos. No es importante comprar algunos de estos extras al principio. Puedes agregarlos a tu despensa gradualmente a medida que vayas de compras o cuando te des cuenta de que los necesitas.

En general, es bueno tener los ingredientes a mano para hacer algunas comidas simples como platos de pasta, sopas y cenas de cereales y legumbres como arroz y frijoles. Piensa en los tipos de alimentos que te gusta comer y compra los ingredientes adicionales para tenerlos a mano.

Si tienes un presupuesto ajustado, puedes ocuparte de estos artículos a medida que avanzas. Planea tus comidas con anticipación y escribe una lista de compras. Puedes comprar estos extras al comienzo de la semana y almacenarlos a medida que los compres.

UN EJEMPLO DE UNA DESPENSA VEGANA

Aunque las despensas pueden diferir de una casa a otra, será útil ver una despensa de muestra. Puedes usar esto como punto de partida mientras tratas de averiguar cómo abastecer la tuya, o puedes llevar esta lista a la tienda y comenzar a comprar. Tu decides.

Puede ser útil pensar en tu despensa en términos de categorías, como productos para el desayuno, meriendas, etc. Aquí hay una lista aproximada:

ARTÍCULOS DE DESAYUNO

- Cereales calientes de grano entero como la harina de avena o crema de trigo
- Cereales fríos para comer con leche de soja, leche de nuez o leche de arroz.
- Mezclas veganas de panqueques
- Productos horneados veganos como magdalenas

MERIENDAS

- Una variedad de meriendas saludables como barras de granola

- Delicias veganas como galletas y pasteles
- Galletas saladas y otros artículos horneados

ARTÍCULOS MISCELÁNEOS

- Leche de nueces, leche de soya, leche de arroz y tofu en un empaque especial para poderlo almacenar en la despensa y mantenerse fresco por más tiempo
- Sopas enlatadas, mezclas de sopas y otros productos de comidas en caja como macarrones y queso veganos
- Frutos secos y semillas como almendras, semillas de sésamo, semillas de girasol y pecanas.
- Pasta - busca variedades de trigo integral
- Artículos como salsa de espagueti, alcaparras, pepinillos, ketchup extra, aderezos para ensaladas, etc.

PRODUCTOS DE GRANOS

Estos son solo algunos ejemplos. Compra cosas que estén de acuerdo con sus preferencias

- Arroz integral
- Harina de trigo sarraceno
- Harina de trigo
- Quinua

CONDIMENTOS

- Un aceite vegetal para cocinar
- Al menos un tipo de aceite lleno de sabor como el aceite de oliva prensado en frío o el aceite de sésamo tostado
- Salsa tamara y/o de soja
- Vinagre: puedes tener varios tipos a mano, como el balsámico, vino de arroz y el vinagre de vino tinto.

- Sal, pimienta y hierbas y especias.

ARTÍCULOS PARA HORNEAR

- Agentes de fermentación tales como levadura, polvo de hornear y bicarbonato de sodio
- Sustituto vegano del huevo
- Diferentes tipos de harinas
- Azúcares y otros productos edulcorantes como el jarabe de arce y el jarabe de arroz

Esta lista solo está diseñada para ser un punto de partida. Es casi imposible elaborar una lista general porque las preferencias de comida de las personas varían mucho. El enfoque que a la mayoría de la gente le gusta tomar es comprar cosas una por una a medida que las necesita.

Recuerda mirar los ingredientes, especialmente cuando compres alimentos envasados. Como hemos explorado, a menudo hay ingredientes ocultos que no son aptos para los veganos donde menos te los esperaría.

CAPÍTULO 3: FUNDAMENTOS DE LA COCINA VEGETARIANA

Por lo tanto, hemos pasado algún tiempo pensando en algunos de los ingredientes comunes que generalmente se incluyen en los alimentos veganos. Hemos aprendido a cómo abastecer la despensa y también a encontrar ingredientes ocultos en alimentos que los veganos no deben comer.

El siguiente paso es aprender a cocinar.

Si ya sabes cocinar, puede omitir este capítulo. Pero, recomendaría leerlo de todos modos porque podría haber cosas aquí que aún no sabes. Para recibir la instrucción adecuada, debes cocinar con alguien que sepa lo que está haciendo, para que puedas aprender de esa persona.

O mejor aún, puedes tomar algunas clases de cocina. Busca en tu área para ver si puedes encontrar alguna clase de cocina vegana que pueda ofrecerte una buena introducción a algunas de las técnicas.

Aunque repasaremos las técnicas que necesitas saber para preparar una variedad de alimentos en este capítulo, puede ser divertido aprender en un ambiente grupal.

Aquí hay una lista básica de algunas de las técnicas que necesitas:

- Preparando tu cocina
- Cómo seguir una receta
- Técnicas básicas de cocina

Las personas podrían pasar toda una vida aprendiendo a cocinar y ni siquiera arañar la superficie. Por lo tanto, vamos a repasar algunas de las técnicas básicas. Si deseas obtener más información, probablemente deberías considerar inscribirte en una clase.

PREPARANDO TU COCINA

Como se mencionó en el capítulo anterior, abastecer tu despensa es una pieza importante del rompecabezas de cocina vegana. El otro es tener una cocina bien equipada para cocinar una variedad de recetas.

Ahora, hay dos tipos de chefs. Aquellos a los que les gusta usar muchos artilugios, y aquellos que no. La mayoría de los cocineros caseros tienden a caer en algún punto intermedio.

Aquí hay una lista de algunos de los artículos básicos de cocina que necesitas tener a mano para poder cocinar una variedad de recetas. Si te encuentras con algo que quieres hacer que requiera un equipo especializado, puedes considerar comprarlo o hacer una sustitución.

- Un buen juego de cuchillos que incluye un cuchillo de pan y un cuchillo de cocinero. A menos que estén dentados, asegúrate de mantenerlos afilados. También querrás una tabla de cortar grande.

- Una batidora eléctrica. Si horneas mucho, es posible que desees encontrar una batidora vertical que quede sobre tu mostrador.

- Varios utensilios, como un par de pinzas resistentes, un tamiz, cucharas de madera, espátulas de goma y un batidor de alambre resistente.

- Un pequeño horno tostador y un microondas.

- Una licuadora y / o un procesador de alimentos.

- Opcional, pero agradable de tener a mano: una mezcladora sumergible, una olla eléctrica, una máquina para hacer helados, una máquina para hacer pan si no puedes vivir sin pan recién horneado

- Una buena variedad de ollas, sartenes, platos para hornear y tazones para mezclar.

Algunas personas cometen el error de comprar todo a la vez. Esto es un error, especialmente si eres nuevo en la cocina. Comenzarás a entender tu estilo personal.

CÓMO SEGUIR LAS RECETAS

Aprender a seguir recetas es una habilidad muy importante para aprender a cocinar. La mayoría de las recetas son bastante sencillas. Sin embargo, es fácil ignorarlas hasta que algo va mal. Hay muchas recetas manuscritas por ahí que dejan de lado ingredientes cruciales sin querer hacerlo. Si te encuentras con una receta como esta, tener un buen conocimiento de cómo funcionan las recetas puede ayudarte a descifrar el ingrediente faltante.

Si estás aprendiendo a cocinar, estarás siguiendo recetas todo el tiempo. Sin embargo, a medida que te sientas más cómodo en la cocina, gradualmente comenzarás a perder tu dependencia de ellas.

Después de seguir algunas recetas, puedes comenzar a escribir tus propios platos originales. Solo recuerda enumerar los ingredientes en el orden en que aparecerán en las instrucciones. Esto hace que la receta sea más fácil de seguir.

TÉCNICAS BÁSICAS DE COCCIÓN

Después de preparar tu cocina y asegurarte de que entiendes cómo seguir las recetas, el siguiente paso es aprender algunas técnicas básicas de cocina. Aquí hay una breve lista de algunas de las cosas que deberás hacer para cocinar.

APRENDE A USAR TUS CUCHILLOS

Hay una forma correcta e incorrecta de cortar. La mayoría de la gente no piensa mucho en ello. Sin embargo, la técnica incorrecta puede lastimarte y también hacerte ineficiente. Para aprender, querrás trabajar con un profesional. Siempre asegúrate de que sus cuchillos estén afilados, también. En realidad son más peligrosos si no lo están.

Si no quieres tomar clases de cocina para aprender la técnica de picado adecuada, siempre puedes ver un programa de cocina en la televisión e imitar lo que hacen.

Es esencial tener a mano un cuchillo de chef de alta calidad. Cuando cocinas ciertas cosas, como ensaladas y sopas, la mayor parte del tiempo lo dedicas a cortar. Si aprendes a ser eficiente, puedes ahorrar mucho tiempo.

APRENDE LAS DIFERENCIAS ENTRE HERVIR, CALENTAR Y HERVIR A FUEGO LENTO

Estas son tres técnicas de cocina muy básicas para la cocina. La ebullición es cuando normalmente se ajusta el fuego a alto y se espera que la mezcla haga burbujas. Calentar algo es cuando dejas que se caliente, pero no hirviendo (que no haya burbujas). Cuando hierves algo a fuego lento, lo pones a fuego lento durante mucho tiempo. Cosas como las sopas y los guisos, por ejemplo, se cocinan a fuego lento.

APRENDE LA DIFERENCIA ENTRE HORNEAR Y ASAR

Los términos "hornear" y "asar" no son lo mismo. Sin embargo, algunas cosas que pueden hornearse también pueden ser asadas y viceversa. Para hornear se necesita un calor menor que cuando se asa. Las cosas clásicas que se hornean incluyen panes, galletas, pasteles y platos salados como lasaña vegetariana y vegetales rostizados. Cosas como la lasaña vegetariana, por ejemplo, también pueden ser asadas.

La mayoría de los hornos vienen equipados con un asador. Sin embargo, cada uno es diferente. Tendrás que leer tu manual para aprender cómo operar el tuyo.

APRENDE A USAR TODOS TUS ELECTRODOMÉSTICOS

Otro paso crucial para crear platos veganos es asegurarte de que entiendes cómo usar todos sus electrodomésticos. Por ejemplo, puede que no lo sepas, pero tu horno de microondas también puede tener una configuración de horno de convección. Es posible que no te dés cuenta de lo que es capaz hasta que leas el manual.

Además, podrás realizar ajustes en las recetas de acuerdo con el funcionamiento de tus aparatos. Por ejemplo, si las instrucciones dicen que batas algo en velocidad alta durante dos minutos, su mezclador podría tardar más si el ajuste "alto" no es tan poderoso como el mezclador utilizado para probar y escribir la receta original.

TÉRMINOS COMUNES DE COCINA Y LO QUE SIGNIFICAN

Una vez que te familiarices con tu cocina y comiences a seguir algunas recetas, puedes encontrar algunos términos con los que no sabes qué hacer. Éstos son algunos de los más comunes que puedes encontrar:

- **Trituración**
  Puede triturar con tu tenedor si es una parte más pequeña o una herramienta para triturar. Algunas personas prefieren batir cosas que normalmente se hacen puré, como papas o calabazas.

- **Batir**
  Puedes usar una batidora manual, una batidora vertical o un batidor de alambre para batir casi cualquier cosa.

- **Aplastar**
  Puede aplastar cosas con la parte posterior de su cuchillo, la parte inferior de un vaso u otros objetos pesados. También hay aparatos especiales de cocina utilizados para triturar.

- **Rallar**
  Las rejillas vienen en diferentes formas. Sólo tienes que elegir. Si necesitas rallar una cáscara de naranja o cáscara de limón, lo mejor es un rallador pequeño .

- **Técnicas de corte con cuchillo**
  Hay varios tipos diferentes de técnicas de cuchillas que puedes hacer, incluyendo cortar, juliana (piezas del tamaño de un palo), triturar y cortar.

- **Mezclar**
  Dependiendo de lo que estés mezclando, tienes tres opciones: una licuadora regular, una batidora de inmersión de mano que funciona mejor para sopas y un procesador de alimentos. La herramienta que uses dependerá de la receta.

- **Puré**
  Cuando una receta te dice que hagas un puré de algo, puedes hacerlo en pequeños lotes en la licuadora normal, usar una batidora de inmersión o usar el procesador de alimentos.

Esto es solo una descripción general de algunas de las técnicas que encontrarás. Un buen libro de cocina completo te ayudará a definir cualquier otro término que necesites aprender. O bien, puedes buscar en línea.

CAPÍTULO 4:
CREANDO UNA COMIDA
COMPLETA

Solo porque alguien sea vegano no significa que sea naturalmente delgado y súper saludable. Esto se debe a que todavía es posible tener demasiadas calorías como vegano, a pesar de la gran cantidad de alimentos densos en nutrientes para elegir. Por lo tanto, se debe hacer todo lo posible para crear comidas equilibradas.

Esto puede ser un desafío, especialmente si estás comenzando a ser vegano. Una razón para esto es que ciertas vitaminas y minerales, como la vitamina B12 y el hierro, se encuentran más fácilmente en los productos cárnicos. Además, el hierro se absorbe más fácilmente en el cuerpo cuando se combina con la carne.

CONSIDERACIONES NUTRICIONALES

Esta sección cubrirá algunos de los desafíos que enfrentan los veganos cuando preparan comidas. Está diseñado para ayudarte a crear combinaciones de comidas saludables y equilibradas que te dejarán lleno de energía y salud. Si deseas perder peso o mantenerte delgado, recuerda que además no debes consumir demasiadas calorías.

OBTENIENDO PROTEÍNAS ADECUADAS

Las personas que comen carne dan por hecho que consumen suficiente proteína. Todo lo que necesitan hacer es consumir productos lácteos y una porción o dos de carne o pescado al día para hacerlo. Pero los veganos necesitan obtener su proteína de fuentes vegetales. Afortunadamente, hay cosas en el mundo de las plantas que aún son ricas en proteínas:

- Productos de soya
- Nueces, semillas, leche de nuez y mantequillas de nuez
- Granos, especialmente la quinua
- Legumbres como los frijoles. Recuerda comer una porción de grano en la misma comida que se va a preparar

También es posible que desees consumir una porción o dos de bebida de proteína por día. Solo asegúrate de que el empaque indique que es apto para vegetarianos. Un ingrediente popular en la mayoría de las proteínas en polvo es el suero de leche, que se deriva de la leche y debe evitarse.

CONSUMIR SUFICIENTE HIERRO

Para las mujeres, obtener suficiente hierro es un desafío suficiente. Para un vegano, es aún más difícil y muchos veganos terminan con deficiencias de hierro. Por consejo de tu médico, es posible que desees tomar un suplemento de hierro. En la tienda de alimentos saludables se pueden encontrar suplementos de hierro vegetales y veganos. Además, come estos alimentos:

- Espinacas
- Judías verdes
- Levadura de cerveza (un suplemento)
- Germen de trigo
- Habas de lima
- Frutas secas como pasas y ciruelas
- Cocinar en una sartén de hierro fundido
- Melaza negra (para hornear o tomar como suplemento)

Para hacer que la proteína vegetal sea más absorbible, combínala con una comida, bebida o suplemento rico en vitamina C. Por ejemplo, puedes tomar un vaso pequeño de naranja con una comida que contenga mucho hierro.

COME ALIMENTOS RICOS EN VITAMINAS B

Los veganos obtienen suficiente de la mayoría de las vitaminas B porque los granos son una buena fuente. Sin embargo, la vitamina B 12 es un poco más desafiante. La única esperanza para esto es complementarlo con una versión vegana de B12 que a menudo es sintética. Algunos cereales y bebidas también contienen B12.

OBTENER SUFICIENTE CALCIO

Gracias a la fortificación, es más fácil que nunca para un vegano obtener su calcio. Aquí hay algunos alimentos necesarios:

- La leche de soya, las leches de nueces y las leches de arroz a menudo están fortificadas con calcio. Asegúrate de que el producto sea apto para veganos y que contenga una buena cantidad de calcio.

- Las nueces como las avellanas y las almendras también son una buena fuente de calcio.

- Los vegetales de hojas verdes y otros como el bok choy, las coles verdes, las hojas de nabo y la okra también son ricas en calcio.

Cuando prepares los vegetales, trata de no hervirlos a menos que te bebas el agua. Una gran parte del calcio sale de los alimentos durante el proceso de cocción y se queda en el agua.

ENTENDIÉNDOLO BIEN

Si has sido vegano por un tiempo, es posible que ya tengas el truco. Si no es así, es posible que desees planificar algunas de tus comidas con anticipación hasta que te familiarices con ellas. Incluso si has sido vegano por un tiempo, es una buena idea dar un paso atrás periódicamente y planificar algunas comidas. Esto no solo ayudará a garantizar que obtengas los nutrientes que necesitas, sino que también ayuda a crear una variedad ya que puedes planificar comidas en base a nuevos ingredientes.

Además de planificar las comidas, también puedes llevar un diario de alimentos. En él, mantén un registro de lo que comes, cómo cocinaste, si te gusta o no , y si cambiarías algo. También es una buena manera de ver si estás obteniendo los nutrientes adecuados. No necesitas analizarlo demasiado. Puedes echarle un vistazo para asegurarte de que estás obteniendo lo que necesitas.

Es una buena idea tomar un suplemento multivitamínico además de consumir una dieta saludable. Esto te ayudará a asegurarte de que tu cuerpo tenga lo que necesita para mantenerse saludable.

COCINA VEGANA ÉTNICA

Hay varias cocinas étnicas que son en gran parte vegetarianas. Como resultado, tienen muchos platos veganos deliciosos que puedes disfrutar. Esto le da a tu dieta una variedad muy necesaria.

Aquí hay una breve lista de algunas de las cocinas que hay. La mayoría de estas también tienen platos de carne, pero sus opciones vegetarianas son muy sabrosas.

- **Hindú**
  Hay un montón de opciones a base de cereales y vegetales.

- **China**
  Los monjes budistas comen una dieta mayoritariamente vegetariana.

- **Francesa**
  Frutas y verduras frescas son la pieza central de esta cocina mediterránea.

- **Italiana**
  La comida italiana también se centra en frutas y verduras frescas.

- **Coreana**
  Un montón de arroz y verduras se consumen a diario.

- **Thai**
  Al igual que la comida tradicional china basada en productos, la tailandesa también tiene algo de calor.

- **Vietnamita**
  Otra cocina asiática que utiliza muchos alimentos a base de plantas.

- **Griega**
  Otra cocina de la región mediterránea que ofrece una gran cantidad de productos frescos.

Esta lista no es de ninguna manera exhaustiva. Por ejemplo, la cocina mediterránea en general es apta para vegetarianos porque hay muchos platos que se centran en alimentos de origen vegetal. Hay muchos países que conforman esa región, incluyendo Francia, Italia, Grecia, España, Marruecos y Argelia.

La cocina asiática en general también tiene muchos platos que están hechos principalmente de alimentos de origen vegetal. Incluso si una receta como un salteado requiere algo de carne, puedes omitirla fácilmente sin dañar los sabores.

CAPÍTULO 5: CONSIDERACIONES NUTRICIONALES ESPECIALES

La dieta vegana es ideal para fortalecer la salud. Sin embargo, como se mencionó en un capítulo anterior, todavía es posible que haya veganos con sobrepeso porque todo lo que hacen es consumir demasiadas calorías. También puedes estar mal de salud siendo vegano al no consumir los nutrientes adecuados. Sin embargo, esos problemas se pueden solucionar fácilmente reduciendo las calorías y creando comidas mejores y más completas.

Sin embargo, algunas personas tienen mayores problemas de salud de los que preocuparse. Algunos pueden estar usando la dieta vegana para ayudarles a recuperar su salud. Otros optaron por convertirse en veganos por otras razones y da la casualidad de que tienen problemas de salud como la diabetes.

Aquí hay una lista de algunas afecciones comunes de salud y cómo ajustar la dieta vegana. Recuerda que la dieta vegana es una dieta saludable, por lo que hace estos ajustes mucho más fáciles.

DIABETES

Hay dos tipos de diabetes: el Tipo 1, con el que nacen las personas, y el Tipo 2, que aparece más adelante en la vida. La dieta vegana, especialmente una baja en grasas, es especialmente útil para las personas que tienen diabetes tipo 2. Sin embargo, los enfermos de tipo 1 también pueden beneficiarse.

Si te limitas a los alimentos bajos en grasa, granos enteros, legumbres, nueces, semillas y muchas frutas y verduras, esto te ayudará a controlar tu condición de manera natural. También asegúrate de tomar el medicamento que te han recetado. Cuando tu cuerpo no puede producir insulina o no se fabrica lo suficiente, no hay otra manera de que tu cuerpo la obtenga, excepto con el medicamento.

ENFERMEDADES DEL SISTEMA CIRCULATORIO

Las enfermedades del sistema circulatorio, como el colesterol alto, la presión arterial alta y la enfermedad cardíaca generalizada, se benefician de la dieta vegana de forma natural. Esto se debe a que es baja en grasa y colesterol. Además, si tienes presión arterial alta, puedes dar un paso adicional y asegurarte de no consumir exceso de sal.

Este es otro caso en el que seguir la dieta vegana como lo harías normalmente beneficia tu salud y puede ayudar con estos problemas de salud.

DIETA BAJA EN GRASAS

La dieta vegana es naturalmente baja en grasa. De hecho, debido a que no estás consumiendo ningún producto cárnico, es bajo en grasas saturadas y alto en grasas útiles que provienen del aguacate, nueces y semillas, y varios aceites vegetales.

Sin embargo, hay algunas cosas a tener en cuenta. En primer lugar, mantente alejado de las grasas trans. En muchos sentidos, esto es mucho peor para ti que las grasas saturadas. Además, es posible que necesites una pequeña cantidad de grasa saturada en tu dieta. Puedes obtener lo que necesitas comiendo coco de vez en cuando. También puedes cocinar con aceite de coco que podría sustituir la mantequilla o la manteca de cerdo.

BAJA COCINA DE AZÚCAR

Si sigues la dieta vegana como es debido, la dieta vegana es naturalmente baja en azúcar. Sin embargo, al igual que con cualquier estilo de vida, existe la posibilidad de que puedas excederte. Sí, tu cuerpo necesita un poco de azúcar. Puedes obtenerlo de forma natural con frutas frescas y secas, así como con jarabe de arce, caña de azúcar o jarabe de arroz.

Sin embargo, también hay productos horneados y otras posibilidades azucaradas (como el chocolate vegano) que pueden llegar a ser tan adictivas como sus contrapartes no veganas. La moderación es la clave. Si deseas seguir una dieta baja en azúcar, entrena tu cuerpo para que disfrutes del azúcar en su estado natural cuando está presente en las frutas y no disfrutarlo en alimentos horneados.

COCCIÓN BAJA EN SODIO

Las personas que siguen la dieta vegana son tan propensas a consumir demasiado sodio como cualquier otra persona. Siguiendo en su estado más puro, la dieta vegana es baja en sodio. Pero toma el salero con demasiada frecuencia, y esto podría afectar negativamente su salud.

Los alimentos envasados y procesados existen sin importar si usted es vegano o no. Lo mismo ocurre con el salero. Evítalo, especialmente si tienes tendencia a retener agua o si tienes la presión arterial alta.

COCCIÓN SIN GLUTEN

A primera vista, puede parecer un desafío eliminar el gluten en una dieta vegana. Sin embargo, todavía es muy posible. Si necesitas evitar el gluten, aquí hay una lista corta de algunos de los granos a evitar:

- Avena
- Cebada
- Trigo
- Centeno
- Kamut
- Espelta

Sin embargo, todavía hay muchos granos y almidones que puedes comer.

- Arroz, especialmente arroz integral
- Quinoa
- Maíz
- Mijo
- Papas

Simplemente sigue la dieta vegana como lo harías normalmente, pero solo sigue con los granos que no producen gluten.

Como puedes ver, puedes adaptar fácilmente la dieta vegana para ayudar con una variedad de problemas de salud.

CAPÍTULO 6: RECETAS

Ahora es el momento de juntar todo lo que hemos aprendido y probar algunas recetas nuevas. Esta sección te ofrece una muestra de algunas de las recetas que puedes preparar con una dieta vegana. Siéntete libre de adaptarlas y cambiarlas como más te guste. Los gustos de las personas difieren y es posible que también desees cambiar las cosas según tu estado de ánimo o lo que tengas a mano.

Lleva un diario de cocina para poder hacer un seguimiento de lo que te gustó y no te gustó de cada una de las recetas. De esa manera, si preparas algo que te gusta, puedes replicarlo. Si no te gustó, puedes hacer ajustes la próxima vez.

APERITIVOS

BRUSCHETTA

Un plato clásico italiano que funciona muy bien como aperitivo o merienda. Esto es naturalmente vegano.

¼ taza de cebolletas, picadas
1 tomate grande, cortado en cubitos
1 diente de ajo, picado
1 cucharada de albahaca seca
6 rebanadas frescas de pan integral.
Aceite de oliva

Instrucciones:

Precalienta el horno a 350 grados. En un tazón pequeño, combina los primeros cuatro ingredientes. Rocía una bandeja para hornear con aceite en aerosol antiadherente y coloca el pan en rebanadas. Coloca la mezcla de tomate con una cuchara uniformemente sobre las cuatro rebanadas. Rocía con aceite de oliva. Hornea por unos 15 minutos, o hasta que el pan esté tostado.

HUMMUS DE ACEITUNA NEGRA

El hummus es un alimento vegetariano clásico que es bajo en grasa y alto en proteínas. Unta sobre galletas veganas integrales o sirve con pan.

1 lata de 15 oz de garbanzos cocidos, escurridos y enjuagados
1 cucharada de agua
1/3 taza de jugo de limón fresco
1/4 taza de aceitunas negras sin hueso, picadas

Instrucciones:

Combina todos los ingredientes en un procesador de alimentos o licuadora y presiona hasta que esté cremoso. Transfiere a un plato y sírvelo con galletas, pan o trozos de pita de grano entero.

Trocitos de Col Rizada al Estilo Buffalo

RINDE APROX. 4 TAZAS

La col rizada es un excelente contorno o merienda. Puedes disfrutar de los trocitos solos, mezclarlos con levadura nutricional, espolvorearlos con tus hierbas o condimentos favoritos, o hacerlas picantes como estas que quedan crujientes al estilo Buffalo.

1 puñado de col rizada
½ taza de anacardos crudos, remojados por 3 horas, luego escurridos
½ taza de pimiento rojo cortado en cubitos
2 cucharadas de levadura nutricional
¼ taza de salsa picante (como Frank's Red Hot)
1 cucharadita de pimentón ahumado
1 cucharadita de chile chipotle en polvo (opcional)
½ cucharadita de sal marina

Instrucciones:

1. Retira cualquier tallo grueso de la col rizada. Lava bien las hojas, luego sécalas bien en un escurridor de ensaladas o en un paño de cocina limpio. Deben estar muy secas. Rasgar o corta las hojas grandes en trozos de 2 pulgadas. Precalienta el horno a 350 ° F. Coloca papel pergamino en dos bandejas grandes para hornear. Colócalas aparte.

2. En un procesador de alimentos o licuadora de alta velocidad, combina los anacardos, el pimiento, la levadura nutricional, salsa picante, paprika, polvo de chile chipotle (si lo usas) y sal. Procesa hasta que quede suave. La salsa debe ser espesa, pero si es demasiado espesa, agrega un poco de agua, 1 cucharada a la vez.

3. Transfiere las hojas de col a un bol. Vierta la salsa y mezcle para cubrir, masajeando la salsa en las hojas. Coloque la col rizada en una sola capa sobre las bandejas preparadas. Hornea durante 20 minutos. Retira cualquier pieza que esté crujiente y voltea cualquier pieza que no esté crujiente, luego devuélvelas al horno hasta que estén crujientes, vigilando que no se quemen, de 5 a 10 minutos más.

Frijoles Negros y Tomates Secos

RINDE APROX. 1½ TAZAS

Los tomates secos y el vinagre balsámico añaden una complejidad al sabor de esta salsa. Sírvela con galletas integrales o pan tostado.

¼ taza de tomates secos reconstituidos o envasados en aceite
1½ tazas cocidas o 1 lata (15.5 onzas) de frijoles negros, escurridos y enjuagados
1 cucharada de vinagre balsámico
2 cucharadas de perejil fresco picado
¼ cucharadita de mejorana o albahaca seca
Sal y pimienta negra recién molida.

Instrucciones:

En un procesador de alimentos, procesa los tomates hasta que estén finamente picados. Añade los frijoles y presiona en el procesador durante el tiempo suficiente para triturarlos un poco. Añade el vinagre, el perejil, la mejorana, sal y pimienta al gusto. Procesa hasta que se mezclen, dejando algo de textura.

Bolas De Arroz Con Queso

PARA 4 PERSONAS

Las bolas doradas de arroz con queso bañadas en la cálida salsa marinara hacen un delicioso aperitivo caliente para una comida italiana. Asegúrate de planificar con anticipación para que los anacardos tengan suficiente tiempo para remojarse y el arroz tenga suficiente tiempo para enfriarse antes de continuar con la receta.

½ taza de anacardos crudos, remojados por 3 horas, luego escurridos
1 cucharada de pimiento rojo asado o pimientos en tarro, secados
1 diente de ajo machacado
1 cucharada de vinagre de sidra
1 cucharada de agua o vino blanco seco.
½ cucharadita de mostaza morena oscura
2 cucharadas de levadura nutricional
¼ cucharadita de sal
¼ cucharadita de cebolla en polvo
¼ cucharadita de pimentón ahumado
Pizca de cúrcuma molida
2 tazas de arroz integral bien cocido (suave)
⅓ taza de cebolletas finamente picadas
¼ taza de nueces molidas o migas de pan secas
¼ taza de maicena
Aceite de semillas de uva, para freír.
Salsa Marinara, Calentada, Para Servir

Instrucciones:

1. En un procesador de alimentos o licuadora de alta velocidad, combina los anacardos, el pimiento rojo asado , el ajo, el vinagre, el agua y la mostaza. Procesa hasta que quede suave. Añade la levadura nutricional, sal, cebolla en polvo, pimentón y cúrcuma. Procesa hasta que quede suave, raspando los lados según sea necesario.

2. Coloca la mezcla en un bol. Añade el arroz cocido y las cebolletas. Mezcla bien. Refrigera por 2 horas para que se ponga firme, luego forma bolas de 1½ pulgada con la mezcla.

3. Combina las nueces con la maicena en un tazón poco profundo y mezcla para combinar. Enrolla cada bola de arroz en la mezcla de nueces. Calienta una capa delgada de aceite en una sartén antiadherente. Agrega las bolas de arroz, unas pocas a la vez, y cocina hasta que estén bien doradas, de 2 a 3 minutos, girando según sea necesario. Repite hasta que todas las bolas de arroz estén cocidas. Sirve caliente o a temperatura ambiente con salsa marinara caliente.

Cuadrados de Alcachofa y Nuez

HACE 16 CUADRADOS

Tostados con trozos de corazones de alcachofa marinados y cubiertos con nueces molidas, estos cuadrados deliciosos son fáciles de preparar y se pueden elaborar por adelantado, luego se recalientan en un horno moderado o se sirven a temperatura ambiente. Si se cocina para una multitud, esta receta se puede duplicar fácilmente.

¼ taza más
1 cucharada de aceite de oliva
1 cebolla amarilla grande, picada
2 dientes de ajo, picados
½ cucharadita de tomillo seco
Sal y pimienta negra recién molida
1 jarrón (12 onzas) de corazones de alcachofa marinados, escurridos y picados
1½ tazas de harina para todo uso
2 cucharadas de levadura nutricional
2 cucharaditas de polvo de hornear
2 cucharadas de perejil fresco picado
¾ taza de leche de almendras sin azúcar
2 cucharadas de jugo de limón fresco
1/2 taza de nueces molidas

Instrucciones:

1. Precalienta el horno a 425 ° F. Calienta 1 cucharada de aceite en una sartén a fuego medio. Agrega la cebolla, cubre y cocina hasta que se ablande, 5 minutos. Agrega el ajo y el tomillo. Sazona con sal y pimienta al gusto y cocina por 30 segundos, luego retira del fuego, agrega las alcachofas y deja enfriar.

2. En un tazón, combina la harina, la levadura nutricional, el polvo de hornear y 1 cucharadita de sal. Agrega el ¼ de taza de aceite

59

restante y revuelve hasta que la mezcla parezca migas gruesas. Añade el perejil, la leche de almendras y revuelve para combinar. Agrega la mezcla de alcachofa y cebolla y la mitad de las nueces.

3. Extiende la mezcla uniformemente sobre el fondo de una cacerola cuadrada de 8 pulgadas ligeramente engrasada. Espolvorea la parte superior con las nueces restantes. Hornear hasta que esté caliente y cocido, por unos 30 minutos. Deja enfriar un poco antes de cortar en cuadrados. Sirve caliente o a temperatura ambiente.

Champiñones Rellenos de Espinacas y Nueces

PARA 4 PERSONAS

Estos jugosos champiñones se rellenan con una sabrosa mezcla de espinacas, nueces y ajo. Deliciosos y fáciles de hacer, se pueden organizar en una bandeja como comida para llevar o en platos pequeños para servir como aperitivo para una cena especial.

2 cucharadas de aceite de oliva
1 libra de sombreros blancos de champiñones, tallos reservados
1 diente de ajo, picado
1 taza de espinacas cocidas picadas
1 taza de nueces finamente picadas
½ taza de pan rallado
Sal y pimienta negra recién molida.

Instrucciones:

1. Precalienta el horno a 400 °F y engrasa ligeramente una bandeja para hornear lo suficientemente grande como para que quepan las tapas de los hongos en una sola capa. Calienta el aceite en una sartén grande a fuego medio. Agrega los sombreros de champiñones y cocina por 2 minutos para ablandar un poco. Retira de la sartén y reserva.

2. Pica los tallos de los champiñones y añade a la misma sartén. Agrega el ajo y cocina a fuego medio hasta que se ablanden, aproximadamente 2 minutos. Exprime cualquier exceso de agua de la espinaca, luego agrega la espinaca a la sartén junto con las nueces, las migas de pan y sal y pimienta al gusto. Cocina por 2 minutos, revolviendo bien para combinar.

3. Rellena los sombreros de champiñones con la mezcla de relleno y colócalos en una sola capa en la bandeja para hornear. Hornea hasta que los champiñones estén tiernos y el relleno esté caliente, aproximadamente 10 minutos. Servir caliente.

Rollos de Verano de Mango y Aguacate

RINDE DE 10 A 12 ROLLOS

Sirve estos refrescantes rollos de verano con la salsa de Mango-Ponzu o tu salsa favorita. Busca envoltorios de papel de arroz y fideos de arroz en mercados asiáticos, supermercados bien surtidos o en línea.

3 onzas de fideos de arroz o fideos de hilo de frijol
12 envoltorios de papel de arroz
2 aguacates Hass maduros
1 cucharada de jugo de limón fresco
1 mango maduro, pelado, picado y cortado longitudinalmente en tiras de ¼ de pulgada
1 pepino inglés, pelado, reducido a la mitad a lo largo, sin semillas y cortado en tiras finas
2 tazas de lechuga romana o iceberg en rodajas finas
Sal y pimienta negra recién molida.
½ taza de hojas frescas de cilantro
Salsa De Mango-Ponzu, para servir

Instrucciones:

1. Remoja los fideos en agua caliente hasta que estén transparentes, aproximadamente 1 minuto, y escurre bien. Corta los fideos en longitudes de 4 pulgadas y reserva en un tazón.

2. Llena un recipiente grande y poco profundo con agua tibia y agrega una envoltura de papel de arroz, empapándola en el agua durante unos segundos hasta que esté suave. Retírala del agua y colócala sobre una tabla de cortar seca.

3. Pela y pica los aguacates y córtalos en tiras de ¼ de pulgada. Mezcla las tiras de aguacate con el jugo de limón para evitar la decoloración, luego coloca 2 o 3 tiras de aguacate en el centro del rollo, dejando un margen de 1 pulgada en cada extremo de la rollo. Cubre con unas tiras de mango, seguido de una capa de tiras de pepino. Coloca encima los fideos de arroz y una capa de tiras de lechuga. Condimentar con sal y pimienta y espolvorear con algunas de las hojas de cilantro. Tira de un lado del papel de arroz sobre el relleno, doblando los dos extremos cortos, enrollando firmemente para encerrar el relleno. Transfiere a un plato de servir y repita con las envolturas restantes y los ingredientes de relleno. Sirve inmediatamente, con la salsa, o cubre los rollos con un paño húmedo durante no más de 1 hora antes de servir.

Salsa De Mango-Ponzu

RINDE APROX. 1 TAZA

La salsa ponzu es un líquido cítrico japonés para cocinar disponible en supermercados bien surtidos, mercados asiáticos y tiendas gourmet.

1 taza de mango maduro cortado en cubitos
2 cucharadas de agua
1 cucharada de salsa ponzu
2 cucharaditas de salsa de soja
¼ cucharadita de salsa sriracha
¼ cucharadita de azúcar

Instrucciones:

1. Combina todos los ingredientes en una licuadora y mezcla hasta que quede suave, agregando más agua si es necesario para lograr una consistencia similar a la de una salsa.

2. Transfiere a un tazón pequeño para servir. Si no lo usas de inmediato, cúbrelo con plástico y refrigera hasta que esté listo para usar.

Hummus De Chipotle-Pinto Ahumado

RINDE APROX. 1½ TAZA

Los frijoles pintos y los chiles chipotles picantes se combinan para crear una salsa inspirada en hummus que combina muy bien con los chips de tortilla.

1 diente de ajo machacado
1½ tazas cocidas o 1 lata (15.5 onzas) de frijoles pintos, escurridos y enjuagados
1½ cucharaditas de chiles chipotle en lata en salsa de adobo
2 cucharaditas de jugo de limón fresco
Sal y pimienta negra recién molida
1 cucharada de cebolletas finamente picadas

Instrucciones:

1. Pica el ajo en un procesador de alimentos. Agrega los frijoles pintos y el chipotle y procesa hasta que esté suave. Agrega el jugo de limón y sal y pimienta al gusto. Procesa hasta que esté bien mezclado.

2. Transfiere a un bol y espolvorea con las cebolletas. Sirve de inmediato, o cubre y refrigera por una hora o dos para permitir que los sabores se intensifiquen.

Paté De Champiñones Suave y Ajedrea

RINDE APROX. 1½ TAZAS

Los anacardos molidos dan a este lujoso paté una riqueza mantecosa que hará que desaparezca rápidamente. Sirve con una selección de galletas o panes para untar.

1 cucharada de aceite de oliva
½ taza de cebolla picada
1 diente de ajo, picado
2 tazas de champiñones rebanados
½ cucharadita de ajedrea seca o tomillo
1 cucharada de brandy o coñac
1 cucharada de salsa de soja
Sal y pimienta negra recién molida.
½ taza de anacardos crudos, remojados por 3 horas, luego escurridos
Perejil fresco picado, para decorar.

Instrucciones:

1. Calienta el aceite en una sartén mediana a fuego medio. Agrega la cebolla y el ajo, cubre y cocina hasta que estén suaves, aproximadamente 5 minutos. Destapa y añade los champiñones y la ajedrea. Agrega el brandy, la salsa de soya y sal y pimienta al gusto. Cocina, revuelve ocasionalmente, hasta que los champiñones estén blandos y el líquido se haya evaporado, unos 5 minutos. Deja enfriar.

2. Coloca los anacardos en un procesador de alimentos y muele hasta obtener una pasta. Agrega la mezcla de hongos enfriada y procesa hasta que esté suave. Coloca el paté en una olla pequeña o tazón de servir. Suaviza la parte superior y espolvorea con perejil. Cubre y refrigera por lo menos una hora antes de servir.

SOPAS

SOPA DE GARBANZOS ESTILO GRIEGO

Este es un ejemplo de un delicioso plato griego que es apto para veganos. Sirve con rebanadas de pan fresco integral y una ensalada.

3 latas de 15 onzas de garbanzos, escurridos y enjuagados
1 cebolla grande, picada
1 cucharadita de romero seco
3 cucharadas de perejil fresco, picado
1 cucharadita de sal marina
4 dientes de ajo, bien picados
1, lata de 28 onzas de tomate triturado (mantener el jugo)
3 tazas de agua
2 cucharadas de aceite de oliva
Sal y pimienta al gusto

Instrucciones:

Agrega todos los ingredientes a una olla grande. Deja hervir, luego cocina a fuego lento durante una hora hasta que los sabores estén bien mezclados. También puedes cocinarlo en una olla de barro a temperatura baja durante 4-6 horas.

SOPA MINESTRONE CLÁSICA

Este es un favorito de todos los tiempos. Lo bueno de esto es que puedes usar cualquier vegetal que tengas a mano. Esta receta puede ponerte en marcha.

2 zanahorias grandes, peladas y picadas
3 tallos de apio, picados
1 cebolla mediana, picada
2 dientes de ajo, picados
2 calabacines, picados
1 taza de flores de brócoli
1 taza de hojas de espinaca
1 lata de tomates triturados
1 taza de frijoles enlatados, enjuagados
8 tazas de agua
1 taza de pasta pequeña como codos u orzo
sal y pimienta para probar
Perejil fresco picado para una guarnición

Instrucciones:

Combina todos los ingredientes excepto la pasta en una olla de sopa. Deja hervir y luego cocina a fuego lento durante al menos una hora hasta que los vegetales estén blandos. Agrega pasta durante los últimos quince minutos de cocción y cocina durante ocho a diez minutos. También puedes cocinar la sopa en la olla de barro. Solo agrega todos los ingredientes a la vez.

Sopa Minestrone

RINDE DE 4 A 6 PORCIONES

Esta clásica sopa italiana de vegetales sabe mejor el día después de que se haga, así que planea hacerla con anticipación. Siéntete libre de variar los vegetales como desees. Por ejemplo, puedes sustituir el repollo por espinacas o usar frijoles blancos o garbanzos en lugar de frijoles rojos. En lugar de cebada, la pasta de sopa cocida pequeña es una buena adición, pero para obtener mejores resultados, la pasta debe cocinarse por separado y agregarse cuando esté lista para servir.

1 cucharada de aceite de oliva
1 cebolla amarilla grande, picada
1 rama de apio, picada
1 zanahoria grande, picada
3 dientes de ajo, picados
2 tazas de repollo rallado
1 (14 onzas) de tomates en cubitos, sin escurrir
1½ tazas cocidas o 1 lata (15.5 onzas) de frijoles rojos oscuros, escurridos y enjuagados
¼ taza de cebada perlada
¼ taza de guisantes secos
6 tazas de caldo de vegetales o agua
½ cucharadita de orégano seco
½ cucharadita de albahaca seca
Sal y pimienta negra recién molida
3 cucharadas de perejil fresco picado

Instrucciones:

1. Calienta el aceite en una olla grande a fuego medio. Añade la cebolla, el apio, la zanahoria y el ajo. Cubre y cocina hasta que se ablande, aproximadamente 5 minutos. Agrega la col, los tomates , los frijoles, la cebada y los guisantes. Añade el caldo, el orégano y la albahaca y sazona con sal y pimienta al gusto. Deja hervir, luego reduce a fuego lento y cocina a fuego lento, parcialmente cubierto, durante 1 hora o más, hasta que los vegetales estén tiernos.

2. Prueba y ajusta los condimentos, si es necesario. Agrega un poco más de caldo si el líquido se reduce demasiado. Justo antes de servir, agrega el perejil.

Sopa de Verdes y Frijoles

PARA 4 PERSONAS

Esta sopa rápida y deliciosa es un plato regular semanal en mi casa. Lo hago con cualquier variedad de verdes (y frijoles) que tenga a mano. Para una sopa más fuerte, me gusta agregar un poco de arroz cocido o pasta a la olla unos minutos antes de servir.

1 cucharada de aceite de oliva
1 cebolla amarilla grande, picada
4 dientes de ajo grandes, picados
3 tazas de frijoles cannellini cocidos o 2 latas (15.5 onzas) o de tu frijol favorito; escurridos y enjuagados.
6 tazas de caldo de vegetales
1 cucharadita de albahaca seca
½ cucharadita de orégano seco
¼ cucharadita de pimientos rojos
Sal y pimienta negra recién molida
6 tazas de col rizada picada u otros vegetales de hojas verdes oscuras

Instrucciones:

1. Calienta el aceite en una olla grande a fuego medio. Agrega la cebolla, cubra y cocina hasta que se ablande, aproximadamente 5 minutos. Agrega el ajo y cocina por 1 minuto más.

2. Agrega los frijoles, el caldo, la albahaca, el orégano, los pimientos rojos y la sal y pimienta al gusto. Deja que hierva, luego ponlo a fuego lento. Agrega los vegetales y continúa cocinando hasta que los vegetales estén tiernos y los sabores se hayan mezclado, de 15 a 20 minutos. Prueba y ajuste los condimentos, si es necesario. Sirve caliente.

Bizcocho De Espárragos Y Edamame

PARA 4 PERSONAS

Para obtener la textura más cremosa, haz un puré de esta elegante y deliciosa sopa en una licuadora de alta velocidad o, si usas una licuadora o procesador de alimentos, cuela a través de un tamiz de malla fina antes de servir. Como guarnición opcional, puedes reservar algunas puntas de espárragos o edamame cocidos.

1 cucharada de aceite de oliva
2 puerros, solo parte blanca, picados
2 chalotes, picados 4 tazas de caldo de verduras
1½ tazas de edamame sin cáscara fresco o congelado, descongelarlos
Sal
1 libra de espárragos frescos, cortados en trozos de 1 pulgada de largo
Pimienta de cayena
Semillas de sésamo negro o perejil fresco picado, para decorar (opcional)

Instrucciones:

1. Calienta el aceite en una olla grande a fuego medio. Agrega los puerros y chalotes, cubre y cocina hasta que estén suaves, aproximadamente 5 minutos. Agrega el caldo, el edamame y la sal al gusto. Deja que hierva, luego baja el fuego y cocina a fuego lento durante 15 minutos. Añade los espárragos y la cayena al gusto. Vuelve a hervir, luego disminuye el fuego a medio, cubre y cocina hasta que las verduras estén tiernas, aproximadamente 10 minutos más.

2. Transfiere la sopa a una licuadora o procesador de alimentos de alta velocidad y haz un puré hasta que quede suave. Vuelve a la sopa en la olla; prueba y ajusta los condimentos, añade más líquido si está demasiado espeso. Recalienta la sopa a fuego lento hasta que esté caliente. Para servir, sirve en tazones y decora con semillas de sésamo o perejil, si lo deseas.

Sopa Medley De Champiñones

RINDE DE 4 A 6 PORCIONES

Para obtener más contraste y profundidad de sabor, incluye algunos hongos morel, porcini u ostra , si están disponibles. Agrega arroz cocido, cebada u orzo, cerca del momento final de la cocción, es una buena adición. Para agregar un poco de color, también puedes agregar ½ taza de arvejas congeladas aproximadamente 10 minutos antes de la hora de servir.

1 cucharada de aceite de oliva
1 cebolla amarilla grande, picada
1 zanahoria, picada
1 rama de apio, picada
8 onzas de champiñones shiitake, de tallos y rebanados
8 onzas de hongos cremini, en rodajas o en cuartos
8 onzas de champiñones blancos, en rodajas
6 tazas de caldo de vegetales
¼ taza de perejil fresco picado
1 cucharadita de tomillo fresco picado, o ½ cucharadita de tomillo seco
Sal y pimienta negra recién molida.

Instrucciones:

Calienta el aceite en una olla grande a fuego medio. Añade la cebolla, la zanahoria y el apio. Cubre y cocina hasta que se ablanden, unos 10 minutos. Revuelve los champiñones, agrega el caldo, y lleva a ebullición. Pon el fuego bajo, agrega el perejil y el tomillo, y sazona con sal y pimienta al gusto. Cocina a fuego lento hasta que los vegetales estén tiernos, aproximadamente 30 minutos. Sirve caliente.

Sopa De Frijoles Negros Con Un Toque

RINDE DE 4 A 6

EL Jerez es una buena adición a esta cremosa sopa de frijoles negros, pero como no todos pueden estar de acuerdo, sirve el jerez por separado para que los comensales puedan agregar su propio toque a su gusto. Esto puede hacer que sea una presentación divertida si tiene un atractivo vinajero o vasitos de shots para servir el jerez.

1 cucharada de aceite de oliva
2 zanahorias, picadas
1 cebolla amarilla grande, picada
1 costilla de apio, picada
1 pimiento verde pequeño, sin semillas y picado.
2 dientes de ajo, picados
4 tazas de caldo de verduras
4½ tazas cocidas o 3 latas (15.5 onzas) de frijoles negros, escurridos y enjuagados
1 cucharadita de mejorana seca o tomillo
1 cucharadita de sal
¼ cucharadita de pimienta negra recién molida
2 cucharadas de perejil fresco picado o cilantro
⅓ taza de jerez seco

Instrucciones:

1. Calienta el aceite en una olla grande a fuego medio. Agrega las zanahorias, la cebolla, el apio, el pimiento y el ajo. Tapa y cocina hasta que los vegetales estén tiernos, revolviendo ocasionalmente, aproximadamente 10 minutos. Agrega el caldo, frijoles, mejorana, sal y pimienta. Deja hervir, luego pon a fuego lento y cocina hasta que la sopa espese, aproximadamente 45 minutos.

2. Usa una batidora de inmersión para hacer puré con un poco de la sopa, o licúa una porción de la sopa en una licuadora o procesador de alimentos, luego devuelva la sopa a la olla para recalentar.

3. Cuando esté lista para servir, vierte la sopa en tazones y adorna con el perejil. Sirve acompañado del jerez, que se puede verter en una vinagrera o en vasos tipo shot individuales para ser agregados en la sopa según el gusto.

Calabaza Butternut Al Curry y Sopa De Lentejas Rojas Con Acelgas

RINDE DE 4 A 6

Esta fragante sopa tiene una rica complejidad de sabor que sabe como si hubiese tomado horas para hacerla. Sírvela con roti caliente, paratha u otro pan indio. Sustituye el kale o la espinaca por acelga, si lo deseas.

1 cucharada de aceite de oliva
1 cebolla amarilla grande, picada
1 calabaza pequeña, pelada y cortada en cubitos.
1 diente de ajo, picado
1 cucharada de jengibre fresco picado
1 cucharada de curry en polvo
5 tazas de caldo de verduras o agua
1 lata (14.5 onzas) de tomates triturados
1 taza de lentejas rojas, recogidas y enjuagadas
Sal y pimienta negra recién molida
3 tazas de acelga Suiza picada

Instrucciones:

1. Calienta el aceite en una olla grande a fuego medio. Añade la cebolla, la calabaza y el ajo. Cubre y cocina hasta que se ablanden, unos 10 minutos. Revuelve el jengibre y el curry en polvo, luego agrega el caldo, los tomates, las lentejas, y la sal y la pimienta al gusto.

2. Deje hervir, pon el fuego bajo y cocine a fuego lento hasta que las lentejas y los vegetales estén parcialmente blandos, revolviendo ocasionalmente, aproximadamente 15 minutos. Revuelve con la acelga y cocina a fuego lento durante 15 minutos más, hasta que todo esté tierno. Sirve caliente.

Sopa Picante De Frijoles Pinto y Tomates Con Chiles Verdes

PARA 4 PERSONAS

La sorprendente adición de mantequilla de maní agrega una suave riqueza a esta sopa picante. Si no te gusta el picor, usa chiles verdes dulces en lugar de los picantes, la sopa seguirá estando muy sabrosa.

1 cucharada de aceite de oliva
1 cebolla amarilla grande, picada
1 lata (28 onzas) de tomates triturados
1½ tazas cocidas o 1 (15.5 onzas) lata de frijoles pintos, escurridos y enjuagados
1 (4 onzas) de chiles verdes picantes o dulces picados, escurridos
4 tazas de caldo de vegetales o agua
2 cucharadas de crema de cacahuate cremosa
sal
1 cucharada de jugo de limón fresco
Perejil fresco picado o cilantro, para decorar

Instrucciones:

1. Calienta el aceite en una olla grande a fuego medio. Agrega la cebolla, cubre y cocina hasta que esté suave, aproximadamente 10 minutos. Incorpora los tomates, los frijoles pintos y los chiles. Hierve a fuego lento, durante 15 minutos. Añade el caldo, la mantequilla de maní y la sal al gusto y cocina a fuego lento durante 15 minutos más.

2. Usa una batidora de inmersión para hacer un puré de la sopa en la olla o transfiérelo a una licuadora o procesador de alimentos y haz un puré hasta que quede suave, luego devuelve la sopa a la olla. Agrega el jugo de limón y cocina a fuego lento, revolviendo, hasta que esté caliente. Sirve acompañado con perejil.

Chile Tres Alarmas

PARA 4 PERSONAS

Puedes hacer que este chile sea más o menos "alarmante" para que se adapte a tu propia tolerancia al picante. Si quieres más picante, usa dos chiles y un chile picante en polvo. Para una versión más suave, omite los chiles, use un chile en polvo de baja a media intensidad y agrega la cayena a tu propia discreción.

1 cucharada de aceite de oliva
1 cebolla amarilla grande, picada
1 pimiento rojo pequeño, sin semillas y picado
1 o 2 chiles jalapeños o serranos, sin semillas y picados
4 dientes de ajo, picados
1 lata (28 onzas) de tomates triturados
1½ tazas de agua o caldo de verduras
2 cucharadas de chili en polvo
½ cucharadita de orégano seco
½ cucharadita de comino molido
½ cucharadita de pimentón ahumado
¼ cucharadita de pimienta de cayena
½ cucharadita de sal
¼ cucharadita de pimienta negra recién molida
3 tazas cocidas o 2 latas (15.5 onzas) de frijoles rojos oscuros, escurridos y enjuagados
1½ tazas cocidas o 1 lata (15.5 onzas) de frijoles pintos, escurridos y enjuagados
1 taza de granos de maíz congelados, descongelados (opcional)

Instrucciones:

1. Calienta el aceite en una cacerola grande a fuego medio. Agrega la cebolla, el pimiento, los chiles y el ajo. Cubre y cocina hasta que se ablanden, unos 10 minutos.

2. Agrega los tomates, el agua, el chile en polvo, el orégano, el comino, el pimentón, la pimienta de cayena, la sal y la pimienta negra. Deja que hierva, luego pon el fuego bajo y añade frijoles. Tapa y cocina a fuego lento durante 20 minutos, revolviendo ocasionalmente. Destapa; prueba y ajusta los condimentos, si es necesario (es posible que debas agregar más sal si usaste agua en lugar de caldo). Cocina a fuego lento, sin tapar, revolviendo ocasionalmente, durante unos 15 minutos más. Unos minutos antes de que esté listo para servir, agrega el maíz, si lo usa.

Ratatouille

RINDE DE 4 A 6 PORCIONES

La adición de frijoles blancos a este clásico guiso de verduras provenzal hace que sea lo suficientemente abundante como para disfrutar de una comida de un solo plato que se sirve con pan caliente y crujiente.

1 cucharada de aceite de oliva
1 cebolla amarilla, picada
3 dientes de ajo, picados
2 calabacines, picados
1 berenjena, pelada y picada.
1 pimiento rojo, sin semillas y picado.
1 pimiento amarillo, sin semillas y picado.
1 lata (14.5 onzas) de tomates cortados en cubitos, escurridos
1½ tazas cocidas o 1 lata (15.5 onzas) de frijoles blancos, escurridos y enjuagados
Sal y pimienta negra recién molida.
½ taza de caldo de vegetales o agua
1 cucharadita de mejorana seca
1 cucharadita de tomillo seco
2 cucharadas de perejil fresco picado

Instrucciones:

1. Calienta el aceite en una olla grande a fuego medio. Agrega la cebolla, cubre y cocina hasta que se ablande, aproximadamente 5 minutos. Agrega el ajo y cocina por 30 segundos. Revuelve los calabacines, berenjenas, pimientos rojos y amarillos, tomates y frijoles. Sazona con sal y pimienta negra al gusto y cocina, revolviendo, durante 5 minutos. Agrega el caldo, la mejorana y el tomillo. Cubre, reduce a fuego lento y cocina a fuego lento hasta que las verduras estén tiernas pero no blandas, aproximadamente durante 30 minutos.

2. Revuelva el perejil prueba y ajusta los condimentos, si es necesario. Sirve caliente.

Estofado De Frijol Negro Brasileño

PARA 4 PERSONAS

Esta tentadora receta se inspiró en una que compartió conmigo mi amigo Francis Janes, un talentoso cocinero vegano. Este hermoso guiso no solo es visualmente atractivo, sino que el sabor es sublime también. Sirve sobre quinua o arroz recién cocido.

1 cucharada de aceite de oliva
1 cebolla roja grande, picada
3 dientes de ajo, picados
1 batata mediana, pelada y cortada en cubitos
1 pimiento rojo, sin semillas y cortado en cubitos.
1 (14.5 onzas) de tomates en cubitos, sin escurrir
1 chile jalapeño, sin semillas y picado.
1 taza de caldo de verduras
3 tazas cocidas o 2 latas (15.5 onzas) de frijoles negros, escurridos y enjuagados
½ cucharadita de sal
1 mango maduro, pelado, picado y cortado en cubitos.
½ taza de cilantro fresco picado

Instrucciones:

1. Calienta el aceite en una olla grande a fuego medio. Añade la cebolla, cubre y cocina hasta que se ablanden, aproximadamente 5 minutos, agrega el ajo y cocina por 2 minutos más. Agrega la batata, el pimiento, los tomates, el chile y el caldo. Pon a hervir. Baja el fuego, cubre y hierve a fuego lento hasta que las batatas estén tiernas pero firmes, aproximadamente 15 minutos.

2. Agrega los frijoles y la sal. Cocina a fuego lento, sin tapar, hasta que esté caliente, aproximadamente 5 minutos. Agrega el mango y cocina hasta que esté caliente, aproximadamente 1 minuto. Agrega el cilantro y sirve caliente.

ENSALADAS

ENSALADA CÉSAR VEGANA

La ensalada César es un clásico, pero el aderezo definitivamente no es apto para veganos. Esta receta cambia eso.

Ingredientes para el Aderezo:

1/2 taza de mayonesa vegana
1/2 taza de levadura de cerveza
Jugo de 1 limón
2 cucharaditas de pimienta agrietada

Ingredientes para la Ensalada:

4 tazas de hojas de lechuga romana rasgadas
1 taza de aceitunas negras picadas
3 cucharadas de queso parmesano de soya rallado

Instrucciones:

En el fondo de una ensaladera grande, mezcla todos los ingredientes del aderezo para ensaladas. Mezcla la lechuga romana hasta que el aderezo esté bien cubierto. Cubre con aceitunas negras y queso parmesano y sirve.

ENSALADA CLÁSICA

La ensalada clásica es por naturaleza vegana. Simplemente elige los vegetales que desees y el aderezo que desees, siempre que seas vegano. También puedes hacer tus propios aderezos veganos. Las vinagretas son especialmente fáciles porque todo lo que requieren es partes iguales de aceite y vinagre batidos juntos. También puede agregar sal, pimienta y especias al gusto.

Las ensaladas son buenas porque puedes usar lo que tengas en la casa. Mantén tu nevera bien surtida con productos y podrás preparar una ensalada saludable cuando lo desees.

Salsa de Zanahoria Con Edamame y Almendras

PARA 4 PERSONAS

Esta ensalada es excelente por muchas razones, desde las zanahorias ralladas y coloridas y el edamame rico en proteínas hasta el aderezo cremoso, dulce y ácido y lo crujiente de las almendras tostadas. Agrega a esto el hecho de que también es deliciosa y saludable, y tienes una súper ensalada.

3 cucharadas de jugo de limón fresco
2 cucharadas de mantequilla de almendras
2 cucharadas de mermelada de mango o lima
2 cucharadas de agua
1 cucharadita de sal
1 libra de zanahorias, peladas y ralladas
2 tazas de edamame de cáscara cocido
½ taza de cilantro fresco picado
¼ taza de cebollines picados
¼ taza de almendras cortadas, tostadas

Instrucciones:

1. En una licuadora, combina el jugo de limón, la mantequilla de almendras, la mermelada, el agua y la sal. Mezcla hasta que esté suave.

2. En un tazón grande, combina las zanahorias, el edamame, el cilantro y las cebolletas. Agrega el aderezo y mezcla para combinar. Adorna con las almendras y sirve.

Fideos Fríos Con Guisantes De Nieve Y Tofu Al Horno

PARA 4 PERSONAS

Prepara esta liviana pero satisfactoria ensalada al menos 30 minutos antes para obtener el mejor sabor. Hechos de harina de frijol mungo, los fideos de vidrio también se llaman fideos de celofán, fideos de hilo de frijol y *harusame*. El tofu al horno marinado está disponible en supermercados bien surtidos y en tiendas de alimentos naturales. Busca uno marinado con sabores tailandeses o asiáticos para obtener mejores resultados.

4 onzas de fideos de vidrio
1 paquete de (8 onzas) de tofu marinado al horno, cortado en dados de ½ pulgada
4 onzas de arvejas, cortadas y cortadas diagonalmente en piezas de 1 pulgada
1 pepino inglés, pelado, sin semillas, y en rodajas finas
1 zanahoria, rallada
¼ taza de cebollines picados
2 cucharadas de cilantro fresco picado
½ taza de maní tostado sin sal, triturado o picado
3 cucharadas de aceite de sésamo oscuro (tostado)
2 cucharadas de jugo de limón fresco
2 cucharadas de vinagre de arroz
1 cucharada de salsa de soja
1 diente de ajo, picado
1 cucharadita de azúcar

Instrucciones:

1. Hierve agua en una cacerola. Añade los fideos y retira del fuego. Deja los fideos en remojo en el agua caliente hasta que estén blandos, de 8 a 10 minutos. Escurre bien y enjuaga con agua fría. Corta los fideos en tercios y colócalos en un recipiente grande.

Agrega el tofu, los guisantes, el pepino, la zanahoria, las cebolletas, el cilantro y los maníes.

2. En un tazón pequeño, combina el aceite de sésamo, el jugo de limón, el vinagre, la salsa de soya, el ajo y el azúcar, revolviendo para mezclar bien. Agrega el aderezo a la ensalada y mezcle suavemente para combinar. Refrigera por lo menos 30 minutos antes de servir.

Ensalada de Berros, Hinojo y Aguacate Con Cerezas Secas Y Macadamias

PARA 4 PERSONAS

Esta elegante ensalada, con sus ingredientes de lujo, es un excelente primer plato para una cena especial. Dado que las cerezas secas pueden ser costosas, es posible que desees utilizar los arándanos secos más económicos. Un tipo diferente de fruto seco, como nueces o anacardos, puede ser sustituido por las macadamias también. Si el berro no está disponible, usa más de tus hojas verdes favoritas.

3 cucharadas de aceite de oliva
2 cucharadas de vinagre de jerez
2 cucharaditas de chalota picada
½ cucharadita de azúcar
½ cucharadita de sal
⅛ cucharadita de pimienta negra recién molida
2 racimos de berros, tallos duros removidos (aproximadamente 4 tazas)
2 tazas de hojas verdes picadas para ensalada
1 bulbo de hinojo, en rodajas finas
⅓ taza de cerezas o arándanos secos
¼ taza de nueces de macadamia, picadas en trozos grandes
1 aguacate Hass maduro

Instrucciones:

1. En un procesador de alimentos o licuadora, combina el aceite, el vinagre, la chalota, el azúcar, la sal y la pimienta y mezcla hasta que quede suave.

2. En un tazón grande, combina el berro, las hojas verdes de ensalada, el hinojo, las cerezas y las macadamias. Pica y pela el aguacate y corta en dados pequeños. Añade a la ensalada, junto con el aderezo, y mezcla suavemente para combinar. Divide entre los platos de ensalada a servir.

Ensalada Griega De La Costa Oeste

PARA 4 PERSONAS

En esta versión vegana de una ensalada griega, el tofu representa el queso feta, pero la verdadera estrella aquí es el aguacate cremoso. Me gusta servir esta ensalada con pan caliente a la parrilla.

14 onzas de tofu extra-firme, escurrido, enjuagado y seco
¼ taza de aceite de oliva
2 cucharadas de vinagre de arroz
1 cucharada de jugo de limón fresco
1 diente de ajo, picado
¾ cucharadita de sal
½ cucharadita de orégano seco
½ cucharadita de albahaca seca
¼ cucharadita de pimienta negra recién molida
1 lechuga romana de cabeza grande, cortada en trozos pequeños
1½ tazas cocidas o 1 lata (15.5 onzas) de garbanzos, escurridos y enjuagados
1 pepino inglés, pelado, sin semillas, y picado
½ taza de aceitunas Kalamata sin hueso, a la mitad
¼ taza de piñones tostados
¼ taza de perejil fresco picado
2 cucharadas de cebollines picados
2 aguacates Hass maduros

Instrucciones:

1. Corta el tofu en cubos de ½ pulgada y colócalo en un tazón poco profundo o en una fuente para hornear. En un tazón, combina el aceite, el vinagre, el jugo de limón, el ajo, la sal, el orégano, la albahaca y la pimienta. Mezcla bien y vierte sobre el tofu. Deja marinar el tofu durante al menos 1 hora, revolviendo de vez en cuando. Si se está marinando por más de 1 hora, cubrw y refrigera.

2. En un tazón grande, combina la lechuga, los garbanzos, el pepino, las aceitunas, los piñones, el perejil y las cebolletas. Pica, pela y corta los aguacates en cubitos y agrégalos a la ensalada. Agrega el tofu y la marinada y mezcla suavemente para combinar. Sirve inmediatamente.

Ensalada De Pasta Con Vegetales De Verano A La Parrilla

PARA 4 PERSONAS

Agrega garbanzos o tofu al horno en cubitos para obtener una ensalada más abundante. Si no hay una canasta para la parrilla, asa los vegetales enteros o a la mitad y córtalos en trozos pequeños después de que estén cocidos.

8 onzas de radiatore u otra pasta pequeña
⅓ taza más
2 cucharadas de aceite de oliva
3 cucharadas de vinagre de sidra
½ cucharadita de azúcar
½ cucharadita de sal
¼ cucharadita de mostaza seca
⅛ cucharadita de pimienta negra recién molida
1 taza de tomates cherry a la mitad
¼ taza de perejil fresco picado o albahaca
1 calabacín pequeño, cortado en rebanadas de ¼ de pulgada
1 calabaza amarilla pequeña, cortada en rebanadas de ¼ de pulgada
1 pimiento rojo, sin semillas y cortado en cubitos.
1 cebolla roja, cortada en cubitos
1 taza de champiñones blancos, en cuartos o en rodajas

Instrucciones:

1. Precalienta la parrilla y engrasa ligeramente una cesta. Hierve agua salada en una olla y cocina la pasta hasta que esté al dente, unos 10 minutos. Escurre bien y transfiere a un recipiente grande.

2. En un tazón pequeño, combina la ⅓ taza de aceite, vinagre, azúcar, sal, mostaza seca y pimienta negra. Vierte suficiente del aderezo sobre la pasta para cubrir. Añade los tomates cherry y el perejil y mezclar.

3. En un tazón aparte, combina el calabacín, la calabaza amarilla, el pimiento, la cebolla y los champiñones. Agrega las 2 cucharadas de aceite restantes y sazona con sal y pimienta negra. Mezcla para cubrir. Transfiere los vegetales a la cesta de la parrilla. Coloca la cesta sobre la parrilla caliente y cocina hasta que los vegetales estén asadas por fuera y ligeramente tiernas por dentro, de 12 a 15 minutos. Agrega los vegetales asados a la mezcla de pasta y mezcla para combinar.

PLATOS PRINCIPALES

TACOS DE LENTEJAS VEGANAS

Las lentejas son un buen sustituto para la carne tradicional que suele ir en tacos.

1 taza de lentejas secas, marrones
1 lata de 8 onzas de salsa de tomate
1 paquete de taco para sazonar (vegano)
Tortillas de maíz o conchas de tacos
Lechuga romana rallada
Rebanadas de pepino
Tomates frescos picados
Crema agria de soya
Salsa
Guacamole

Instrucciones:

Remoja las lentejas en un tazón grande hasta que estén blandas, aproximadamente una hora. Transfiere a una cacerola y mezcla con la salsa de tomate y el condimento para tacos. Añade aproximadamente ¼ taza de agua. Cocina a fuego lento hasta que se caliente. Con una cuchara agrega la mezcla a las conchas de taco o tortillas y cúbrelas con crema agria, salsa, lechuga, pepino y tomate.

CAZUELA DE VEGETALES SALUDABLES

Las cazuelas son otra opción de cena saludable para los veganos. Lo bueno de ellos es que una vez que tienes la receta, puedes hacer sustituciones.

1 taza de arroz integral cocido
1 lata de 8 onzas de sopa de tomate
1 lata de 8 onzas de legumbres como garbanzos o frijoles.
4 tazas de verduras de elección: prueba con calabacines, champiñones, zanahorias, apio, berenjenas, tomates, puerros, cebollas, ajo, papas

Instrucciones:

Rocía una cacerola mediana con spray antiadherente para cocinar. Haz una capa con arroz integral. Agrega los vegetales encima del arroz. Puedes mezclar los vegetales, elegir un tipo de vegetal o coloca capas de diferentes tipos: depende de ti. Vierte la sopa sobre los vegetales. Cubre y horne a 350 grados durante 45 minutos.

Strudel De Espinacas, Frijoles Blancos Y Piñones

PARA 4 A 6 PERSONAS

La espinaca tierna es deliciosa, buena para ti y fácil de usar. Combina frijoles blancos cremosos y piñones crujientes en hojaldres para un strudel que recuerda vagamente a la spanakopita. Dado que los piñones pueden ser un poco caros, se pueden usar nueces si quieres economizar.

2 cucharadas de aceite de oliva
3 chalotas, picados
2 dientes de ajo, picados
6 tazas de espinacas bebé
1 ½ tazas cocidas o 1 lata (15.5 onzas) de frijoles blancos, escurridos y enjuagados
1 cucharada de jugo de limón fresco
¾ cucharadita de sal
½ cucharadita de orégano seco
¼ cucharadita de pimienta negra recién molida
½ taza de piñones picados o nueces
1 hoja de hojaldre congelado, descongelado

Instrucciones:

1. Calienta el aceite en una sartén grande a fuego medio. Añade las chalotas y el ajo.
Cubre, y cocina hasta que se ablande, 3 minutos. Agrega la espinaca y cocina, revolviendo, hasta que la espinaca esté blanda y el líquido se haya evaporado, aproximadamente 4 minutos.

2. Coloca los frijoles en un tazón y tritúralos bien. Agrega la mezcla de espinacas, el jugo de limón, la sal, el orégano y la pimienta, revolviendo para mezclar bien. Refrigera para que se enfríe completamente.

3. Precalienta el horno a 425 ° F. Cubre una bandeja para hornear con papel pergamino. Extiende la masa de hojaldre descongelada y espolvorea con aproximadamente un tercio de los piñones. Extiende la mezcla de espinacas y frijoles enfriada uniformemente por toda la masa y espolvorea con la mitad de los piñones restantes. Dobla sobre los lados y luego enrolla la masa como un strudel. Coloca el strudel en la bandeja para hornear, con la costura hacia abajo. Espolvorear con los piñones restantes. Hornea hasta que estén doradas, de 25 a 30 minutos.

Calabaza Rellena Con Frijoles Negros, Arroz y Mango

PARA 4 PERSONAS

Los contrastes de colores vivos y sabores deliciosos diferencian a esta calabaza rellena. Si puedes encontrar la súper dulce y brillante calabaza kabocha de pulpa anaranjada, cómprala, es la calabaza de mejor sabor del planeta. Si no puedes encontrar una calabaza con una cavidad grande, usa dos calabazas más pequeñas.

1 calabaza dulce de invierno grande, picada a la mitad y sin semillas
1 taza de arroz integral de grano largo
1 cucharada de aceite de oliva
6 cebolletas, picadas
1 cucharada de jengibre fresco rallado
1 chile pequeño caliente o suave, sin semillas y picado
1½ tazas cocidas o 1 lata (15.5 onzas) de frijoles negros, escurridos y enjuagados
1 mango maduro, pelado, picado y picado.
2 cucharaditas de jugo de limón fresco
2 cucharaditas de azúcar
¼ taza de perejil fresco picado
Pimienta negra recién molida

Instrucciones:

1. Precalienta el horno a 375 ° F. Engrasa ligeramente una bandeja para hornear poco profunda. Sazona las mitades de la calabaza con sal y colóquelas en el molde para hornear, con el lado cortado hacia abajo.Añadir ¼ de pulgada de agua   A la sartén y tapar bien.Hornear durante 20 minutos para ablandar un poco.

2. Pon a hervir 2 tazas de agua salada y agrega el arroz. Disminuya el fuego a bajo, cubra y cocine a fuego lento hasta que estén tiernos, aproximadamente 40 minutos.

3. Calienta el aceite en una sartén grande a fuego medio. Agrega las cebolletas, el jengibre y el chile y cocine hasta que se ablanden, aproximadamente 3 minutos.Transfiera a un tazón grande. Agrega el arroz cocido, los frijoles, el mango, el jugo de limón, el azúcar y el perejil y sazona con sal y pimienta al gusto.Mezcle bien para combinar bien, luego pruebe y ajuste las costuras , si es necesario.Gira las mitades de la calabaza, córtala hacia arriba y llena la calabaza. Cavidades con el relleno, bien embalado.Tape y hornee hasta que el relleno esté caliente y la calabaza esté tierna, aproximadamente 45 minutos.

Chimichurri De Frijoles Blancos Y Espárragos Asados

PARA 4 PERSONAS

Esta sabrosa combinación de frijoles y espárragos está sazonada con una sabrosa salsa de chimichurri brasileña , hecha con mucho ajo y perejil.Es delicioso con arroz o quinua o mezclado con pasta cocida caliente.

1 libra de espárragos finos, recortados y cortados en trozos de 1 pulgada
4 cucharadas de aceite de oliva
Sal y pimienta negra recién molida.
4 dientes de ajo, machacados
1 taza de perejil fresco picado
1½ cucharaditas de orégano fresco o ½ cucharadita de secado
¼ cucharadita de hojuelas de pimiento rojo Pizca de azúcar
1½ cucharadas de vinagre de arroz
1½ tazas de frijoles blancos cocidos o 1 lata (15.5 onzas) de frijoles blancos, escurridos y enjuagados
¼ taza de agua

Instrucciones:

1. Precalienta el horno a 425 ° F. En un tazón, combina los espárragos y 1 cucharada de
el aceite. Sazona con sal y pimienta al gusto y mezcla para cubrir. Extiende los espárragos en una bandeja para hornear y asa hasta que estén tiernos, aproximadamente 8 minutos.

2. En un pequeño procesador de alimentos, combina el ajo, el perejil, el orégano, las hojuelas de pimienta roja, ¼ cucharadita de sal, ¼ cucharadita de pimienta negra y el azúcar. Procesa para hacer una pasta. Agrega el vinagre y las 3 cucharadas de aceite restantes. Procesa hasta que quede suave.

3. En una cacerola, combina los frijoles y ¼ de taza de agua. Cocina, revolviendo, a fuego medio hasta que esté caliente. Cuando los espárragos estén asados, transfiérelos a la cacerola con los frijoles. Añade la salsa y mezcla suavemente para combinar. Sirve caliente.

Macarrones de Brócoli-Quinua

PARA 4 A 6 PERSONAS

Como el macarrón y el queso, pero hecho con quinua, este plato está lleno de sabor y nutrición. La salsa cremosa se hace con anacardos, frijoles blancos y pimiento rojo asado y condimentado con jerez, mostaza y levadura nutricional. Es difícil creer que un plato tan reconfortante y delicioso también sea tan bueno para ti.

1½ tazas de quinua
2½ tazas pequeñas flores de brócoli
5 cebolletas, picadas
1½ tazas de anacardos crudos, remojados por 4 horas, luego escurridos
1 taza de frijoles blancos cocidos
¼ taza de pimiento rojo asado picado
¼ taza de levadura nutricional
2 cucharadas de jerez seco
1 cucharada de vinagre de sidra
1 cucharadita de mostaza Dijon
1 cucharadita de sal
½ cucharadita de pimentón ahumado
1 taza de leche de almendras sin azúcar simple
¼ taza de pan rallado panko

Instrucciones:

1. Precalienta el horno a 350°F. Engrasa ligeramente un molde para hornear.

2. Cocina la quinua según las instrucciones del paquete. Aproximadamente 4 minutos antes de que la quinua haya terminado de cocerse, agrega el brócoli y las cebolletas. Cubre y reserva.

3. En un procesador de alimentos, combina los anacardos escurridos, los frijoles blancos, el pimiento rojo asado, la levadura nutritiva, el jerez, el vinagre, la mostaza, la sal y el pimentón. Procesa hasta que este suave y bien mezclado. Añade la leche de almendras y procesa hasta que quede suave.

4. Transfiere la mezcla de quinua cocida en la fuente preparada para hornear. Agrega la mezcla de anacardo y mezcla bien para combinar. Extiende uniformemente en la fuente para hornear y espolvorea con las migas de pan.

5. Hornea durante unos 30 minutos, o hasta que las migas estén doradas.

Arroz Frito de Vegetales

PARA 4 PERSONAS

Para obtener los mejores resultados, usa arroz de grano largo cocido en frío y tus granos de arroz se mantendrán esponjosos y sueltos. El arroz frito es una razón deliciosa para planear por adelantado y hacer arroz extra cada vez que cocines un poco. El arroz cocido se congela bien, así que mantén un recipiente en el congelador.

1 cucharada de aceite de semilla de uva
1 cebolla amarilla, finamente picada
1 zanahoria grande, rallada
3 cebolletas, picadas
1 calabacín, finamente picado
2 dientes de ajo, picados
2 cucharaditas de jengibre fresco rallado
3 tazas de arroz cocido frio
1 taza de guisantes congelados, descongelados
3 cucharadas de salsa de soja, y más si es necesario
2 cucharaditas de mirin o vino blanco
1 cucharada de aceite de sésamo oscuro (tostado)

Instrucciones:

Calienta el aceite en una sartén grande a fuego medio-alto. Añade la cebolla y la zanahoria y saltea hasta que se ablanden, unos 5 minutos. Agrega las cebolletas, el calabacín, el ajo y la ginebra y sofría durante 3 minutos. Agrega el arroz, los guisantes, la salsa de soja y el mirin y sofría hasta que esté caliente, unos 5 minutos. Rocía el aceite de sésamo, mezcla para combinar, y prueba y ajusta los condimentos, agrega más salsa de soya si es necesario.

Polenta Con Tomate Picante-Champiñones Ragú

PARA 4 PERSONAS

Para una versión aún más rápida, usa polenta precocida, disponible en la sección de productos de supermercados bien surtidos. Córtala en rodajas y saltea en una sartén con una pequeña cantidad de aceite de oliva, luego cúbrela con la salsa.

1½ tazas de polenta o harina de maíz gruesa
½ cucharadita de sal
1 cucharada de aceite de oliva
1 cebolla amarilla, picada
3 dientes de ajo, picados
8 onzas de champiñones blancos o cremini, picados
3 tazas de salsa marinara
1 cucharadita de semillas de hinojo molido
1 cucharadita de albahaca seca
½ cucharadita de pimientos rojos
½ cucharadita de mejorana seca

Instrucciones:

1. Pon a hervir 6 tazas de agua en una olla grande. Vierte lentamente en la polenta y agrega la sal, batiendo constantemente. Disminuye el calor a medio-bajo y continúa
batiendo hasta que la polenta se despegue de los lados de la olla, aproximadamente 20 minutos. Mantener caliente

2. Calienta el aceite en una cacerola a fuego medio. Agrega la cebolla, cubre y cocina hasta que se ablande, 5 minutos. Añade el ajo y los champiñones y cocina hasta que se ablanden durante unos 3 minutos. Agrega la salsa marinara, semillas de hinojo, albahaca, hojuelas de pimiento rojo y la mejorana. Pon el fuego bajo y cocina a fuego lento durante 10 minutos. Para servir, vierte la polenta tibia en tazones poco profundos y cúbrela con la salsa.

Col Rizada y Frijoles Rojos Con Aceitunas y Limón

PARA 4 PERSONAS

Esta receta es un derivado de un favorito de la infancia: la escarola y los frijoles blancos. En esta versión, uso col rizada en lugar de escarola y frijoles de color caoba en lugar de frijoles blancos. Para un sabor extra, he añadido aceitunas Kalamata y ralladura de limón. Se puede servir sobre granos enteros o pasta, o solo con pan de ajo tostado.

1 cucharada de aceite de oliva
1 cebolla grande, picada
Sal y pimienta negra recién molida.
3 dientes de ajo, picados
1 cucharadita de albahaca seca
½ cucharadita de orégano seco
¼ cucharadita de pimientos rojos
2 tazas de caldo de verduras
10 onzas de col rizada, tallada y picada
1½ tazas cocidas o 1 (15.5 onzas) de frijoles rojos oscuros u otros frijoles rojos, escurridos y enjuagados
½ taza de aceitunas Kalamata sin hueso, a la mitad
2 cucharaditas de ralladura de limón

Instrucciones:

Calienta el aceite en una olla grande o en un horno holandés a fuego medio. Añade la cebolla y sazona con sal y pimienta negra. Cocina hasta que se ablanden, 5 minutos. Revuelve el ajo, albahaca, orégano y hojuelas de pimiento rojo y cocina durante 30 segundos. Añade el caldo y deja hervir. Agrega la col rizada, cubre y cocina hasta que se marchite. Destapa y remueve para mezclar bien. Agrega los frijoles y más sal y pimienta según sea necesario, dependiendo de la salinidad de tu caldo. Cocina a fuego lento hasta que la col rizada esté tierna y los sabores se hayan desarrollado, aproximadamente 10 minutos. Justo antes de servir, escurre el líquido, luego agrega las aceitunas y la ralladura de limón. Sirve caliente.

Guiso de Garbanzos y Camotes con Especias Marroquíes

RINDE DE 4 A 6 PORCIONES

Especias aromáticas marcan este delicioso guiso rico en vegetales coloridos, batatas y garbanzos. Sírvelo sobre el cuscús.

1 cucharada de aceite de oliva
1 cebolla amarilla grande, picada
1 zanahoria grande, picada
2 dientes de ajo, picados
1 cucharadita de jengibre fresco rallado
1 cucharadita de cilantro molido
1 cucharadita de comino molido
½ cucharadita de cúrcuma molida
¼ cucharadita de canela molida
¼ cucharadita de nuez moscada molida
2 batatas grandes, peladas y cortadas en cubitos
8 onzas de judías verdes, cortadas y cortadas en trozos de 1 pulgada
1½ tazas cocidas o 1 lata (15.5 onzas) de garbanzos, escurridos y enjuagados
1 (14.5 onzas) de tomates en cubitos, sin escurrir
1½ tazas de agua o caldo de verduras
Sal y pimienta negra recién molida
2 cucharadas de perejil fresco picado o cilantro
1 cucharadita de jugo de limón fresco

Instrucciones:

1. Calienta el aceite en una olla grande a fuego medio. Agrega la cebolla, la zanahoria, el ajo y el jengibre. Cubre y cocina hasta que se ablanden, unos 10 minutos. Revuelve el cilantro, comino, cúrcuma, canela y nuez moscada. Agrega las batatas, las judías verdes, los garbanzos y los tomates. Agrega el agua y deje hervir. Disminuye el fuego al nivel bajo y sazonar con sal y pimienta al gusto. Tapa y cocina a fuego lento hasta que los vegetales estén tiernas, aproximadamente 20 minutos.

2. Destapa, agrega el perejil y el jugo de limón, y cocina por 10 minutos más. Prueba y ajusta los condimentos, si es necesario. Sirve caliente.

GUARNICIONES

Cuando se trata de guarniciones, hay muchas opciones que puedes escoger. Aquí hay una lista de algunas ideas:

- Cubre una bandeja para hornear con vegetales como zanahorias, calabacines, berenjenas, espárragos y chirivías. Rocía con aceite de oliva, sal y papel, y hornea a 400 grados hasta que esté suave.

- Puedes agregar agua o caldo de verduras a la calabaza cocida, la coliflor o las papas y hacer puré o batido. Agrega sal y pimienta al gusto. El caldo de miso funciona especialmente bien.

- Sirve una buena ensalada como guarnición o palitos de vegetales frescas.

- Elige tus granos favoritos, como la quinoa, el mijo o el cuscús y prepáralos de acuerdo con las instrucciones del paquete. Sazona con sal y pimienta y sirve con tu plato principal. También puedes agregar vegetales y hierbas para darle más valor nutricional.

- No te olvides de los vegetales en escabeche: son una buena alternativa a los acompañamientos estándar.

Usa tu imaginación. También puedes servir fruta como acompañamiento, o salsa de manzana vegana.

Coliflor al Curry

PARA 4 PERSONAS

Si crees que no te gusta el coliflor, por favor, inténtalo de esta manera al menos una vez y ve si no cambias de opinión. El mejor sabor lo consigues cuando lo cocinas el tiempo suficiente para que esté tierno y dulce por dentro y crujiente y dorado por fuera. La sugerencia de curry agrega una dimensión de sabor extra, pero es bastante bueno sin ningún agregado adicional también.

1 cabeza de coliflor, cortada en pequeñas florecillas uniformes
2 cucharadas de aceite de oliva
1 cucharada de curry en polvo
Sal y pimienta negra recién molida.
1 cucharada de jugo de limón fresco
2 cucharadas de perejil fresco picado o cilantro

Instrucciones:

1. Precalienta el horno a 425 ° F. Cubre una bandeja para hornear con papel de aluminio o papel pergamino.

2. En un tazón grande, combina el coliflor con el aceite, el curry en polvo y sal y pimienta al gusto. Mezcla bien para cubrir el coliflor.

3. Coloca el coliflor en una sola capa sobre la bandeja para hornear preparada. Asa hasta que el coliflor esté tierno y ligeramente dorado, girando unas pocas veces para que se dore uniformemente, aproximadamente 30 minutos. Sirve caliente, rociando con el jugo de limón y el perejil.

Espárragos de Limón Asados con Piñones

PARA 4 PERSONAS

Si nunca has comido espárragos asados, no sabes lo que te estás perdiendo. El asado da como resultado que los espárragos tengan el mejor sabor del mundo, lo que resalta su sabor natural y, al mismo tiempo, agrega un poco de frescura a las puntas. La adición de limón y piñones hace que un gran plato sea aún mejor.

1 libra de espárragos finos
2 cucharadas de aceite de oliva
Sal y pimienta negra recién molida
1 diente de ajo, picado
¼ taza de piñones
1 cucharada de jugo de limón fresco

Instrucciones:

Precalienta el horno a 425 ° F. Engrasa ligeramente un molde para hornear grande o cúbrelo con papel pergamino. Extiende los espárragos en una sola capa en la sartén preparada. Rocía con el aceite de oliva y sazona con sal y pimienta al gusto. Espolvorea con el ajo y los piñones y ásalos hasta que los espárragos estén tiernos, unos 10 minutos. Transfiere a una bandeja y rocía con el jugo de limón.

Brócoli Con Frijoles Negros y Nueces

RINDE DE 4 A 6 PORCIONES

Uno podría pensar que es suficiente que este acompañamiento sea brillante, colorido y lleno de sabor. Pero eso no es todo, también está cargado de vitamina C, calcio, hierro y muchos otros nutrientes importantes. Este es un plato fuerte para cuatro a seis personas; si sirves esto sobre arroz, se puede disfrutar como una comida de un plato para dos o tres personas.

2 cucharadas de aceite de oliva
4 a 5 tazas de flores de brócoli pequeñas
2 dientes de ajo, picados
2 cebolletas, picadas
1 a 1½ tazas de frijoles negros cocidos o enlatados, escurridos y enjuagados
⅓ taza de nueces picadas
2 cucharadas de perejil fresco picado
Sal y pimienta negra recién molida

Instrucciones:

Calienta el aceite en una sartén grande a fuego medio. Agrega el brócoli y cocine, revuelve hasta que estén tiernos, unos 7 minutos. Agrega el ajo y las cebolletas y cocine por 1 minuto más. Agrega los frijoles negros, las nueces y el perejil. Sazona con sal y pimienta al gusto. Cocina hasta que esté caliente, unos 3 minutos.

Salteado de Alcachofa Mediterránea

PARA 4 PERSONAS

Las alcachofas frescas son excesivamente caras para la mayoría de nosotros, pero los corazones de alcachofa congelados pueden ser muy sabrosos, especialmente cuando se combinan con un séquito de ingredientes mediterráneos.

1 bolsa de (9 onzas) de corazones de alcachofa congelados, descongelados
2 cucharadas de aceite de oliva
2 chalotes, picados
2 dientes de ajo, picados
1 pimiento rojo, sin semillas y cortado en juliana
2 cucharadas de vino blanco
2 cucharadas de agua
Sal y pimienta negra recién molida
2 tomates ciruela, cortados en cubitos
¼ taza de aceitunas negras sin hueso importadas, picadas en trozos grandes
1 cucharada de alcaparras
2 cucharadas de hojas de albahaca frescas rasgadas

Instrucciones:

Pica en cuatro de los corazones de alcachofa. Calienta el aceite en una sartén grande a fuego medio. Añade los chalotes, cubrir, y cocinar durante 3 minutos. Agrega el ajo y cocina por 1 minuto. Agrega el pimiento rojo, las alcachofas, el vino blanco y el agua y sazona con sal y pimienta negra al gusto. Tapa y cocer a fuego lento hasta que las verduras estén tiernas, 10 minutos. Agrega los tomates, las aceitunas y las alcaparras y cocina hasta que las verduras estén calientes y el líquido se absorba, aproximadamente 5 minutos. Agrega la albahaca y mezcla para combinar.

Picante Salteado Brócoli Rabe

PARA 4 PERSONAS

Popular en Italia, este vegetal verde amargo, también conocida como rapini, se está volviendo más común en los Estados Unidos. Si el brócoli no está disponible, usa espinacas, acelgas suizas, escarola o cualquier hoja verde oscura.

1 manojo de brócoli rabe (rapini), tallos duros removidos
2 cucharadas de aceite de oliva
3 dientes de ajo, picados
½ cucharadita de pimientos rojos
Sal y pimienta negra recién molida

Instrucciones:

1. Hierve agua salada en una cacerola y cocina el brócoli rabe hasta que esté tierno, de 3 a 5 minutos. Escurre y enjuaga con agua fría para detener la cocción, luego corta en trozos grandes.

2. Calienta el aceite en un sartén grande a fuego medio. Agrega el ajo y cocina por 30 segundos. Agrega el brócoli rabe y los pimientos rojos. Sazona con sal y pimienta negra al gusto y cocina, revolviendo, hasta que se caliente, aproximadamente 3 minutos.

POSTRES

BROWNIES VEGANOS

Es importante que te asegures de que todos estos ingredientes sean veganos. ¡Sí, incluso tienen chocolate vegano!

1 taza de harina blanca
1 taza de harina integral
1 taza de agua
1 taza de azúcar moreno
1 cucharadita de sal
1 cucharadita de extracto de vainilla
¾ taza de cacao en polvo para hornear
½ taza de aceite vegetal
½ cucharadita de polvo de hornear

Opcional: ½ - 1 taza de nueces picadas, ½ - 1 taza de trocitos de chocolate

Instrucciones:

Rocía una bandeja para hornear de 9 x 13 con spray antiadherente para cocinar. Combina la harina, el agua, el azúcar moreno y la sal. (Un batidor de alambre funciona mejor). Agrega el extracto de vainilla, el polvo de coco, el aceite vegetal y el polvo para hornear con una cuchara de madera. Extiende uniformemente en la bandeja para hornear y hornea a 400°F durante unos 30 minutos, hasta que un palillo insertado en los lados salga limpio.

COSAS QUE HACER CON FRUTA FRESCA

La fruta fresca de temporada es un buen postre. Puedes servirla sola o probar cualquiera de estas opciones:

- Prepara una ensalada de frutas frescas con tus frutas de temporada favoritas. Sazona la ensalada con jugo de cítricos.

- Ponle yogur de soya y vainilla por encima a la fruta fresca

- Agrega fruta fresca como una manzana picada a un plato pequeño para hornear. Cubra con nueces, azúcar moreno y canela y hornea a 350 hasta que las manzanas estén suaves.

- Haz lo mismo que arriba, pero en su lugar prueba con peras, melocotones, arándanos o diferentes variedades de manzanas. También puedes experimentar con las nueces y las especias. Esto hace que sea un buen reemplazo del pastel de manzana, pera, arándano o melocotón.

- Asa las rodajas de piña fresca o bananas. Corta la banana por la mitad y espolvorea con canela.

Solo usa tu imaginación. Si tomas fruta y la calientas de alguna manera, se convierte en un postre rico y satisfactorio.

Galletas de Avena de Nuez y Arce

HACE UNAS 24 GALLETAS

Estos favoritos de antaño están cargados con la bondad saludable de la avena en rollos , las nueces y el jarabe de arce.Los arándanos secos son un buen complemento para su color, sabor y nutrientes.

1 taza de harina para todo uso
1 cucharadita de polvo de hornear
1 cucharadita de canela molida
¼ cucharadita de nuez moscada molida
⅛ cucharadita de sal
1 taza de avena
¾ taza de nueces picadas
½ taza de mantequilla vegana o aceite de coco, derretido
½ taza de jarabe de arce puro
½ taza de azúcar
¼ taza de leche de soya o almendra sin azúcar simple
1 cucharadita de extracto puro de vainilla

Instrucciones:

1. Precalienta el horno a 375 °F. En un tazón grande, combina la harina, el polvo de hornear, la canela, nuez moscada y sal. Agrega la avena y las nueces. En un bol aparte, combina la mantequilla, el jarabe de arce, el azúcar, la leche de almendras y la vainilla, y mezcla bien. Agrega los ingredientes húmedos a los ingredientes secos, revolviendo para mezclar bien.

2. Deje caer la masa de la galleta de la cuchara sobre una bandeja para hornear sin engrasar y presiona ligeramente con un tenedor. Hornea hasta que esté bien dorado, unos 12 minutos. Deja enfriar las galletas durante unos minutos antes de sacarlas de la bandeja para hornear.

Crujiente de Manzana Rápido

PARA 6

Cuando desees el sabor de la tarta de manzana sin la molestia de una corteza, este rápido crujiente es el camino a seguir. Pide ayuda para pelar las manzanas y puede estar en el horno en minutos.

5 manzanas grandes Granny Smith o Stayman (aproximadamente 6 tazas en rodajas)
½ taza de jarabe de arce puro
1 cucharada de jugo de limón fresco
1 cucharadita de canela molida
1 taza de avena pasada de moda
½ taza de harina para todo uso
½ taza de azúcar
½ taza de mantequilla vegana, ablandada

Instrucciones:

1. Precalienta el horno a 350 ° F. Engrasa ligeramente un molde cuadrado para hornear de 9 pulgadas. Pela, quita el corazón y corta las manzanas y colócalas en la sartén. Rocía el jarabe de arce y el jugo de limón sobre las manzanas y espolvorea con ½ cucharadita de canela.

2. En un tazón, mezcla la avena, la harina, el azúcar y la media cucharadita restante de canela. Haz una crema con la mantequilla hasta que esté bien mezclada. Extiende la mezcla de cobertura uniformemente sobre la mezcla de manzana. Hornea hasta que burbujee y se dore ligeramente en la parte superior, aproximadamente 45 minutos. Sirve caliente.

Trufas De Mantequilla De Chocolate y Almendras

HACE 24 TRUFAS

El suave sabor a mantequilla de las almendras se combina con un rico chocolate para un dulce sublime. Sirve con café después de una comida especial o para hacer especial una comida de rutina.

1 taza de chips de chocolate semidulce vegano
½ taza de mantequilla de almendras
2 cucharadas de almendras o leche de soja sin azúcar.
1 cucharada de extracto puro de vainilla
1 taza de azúcar de confitería
2 cucharadas de cacao en polvo sin azúcar
½ taza de almendras tostadas molidas

Instrucciones:

1. Derrite el chocolate en la parte superior de una caldera doble sobre agua a fuego lento o en el microondas. En un procesador de alimentos, combina la mantequilla de almendras, la leche de almendras y la vainilla y licúa hasta que quede suave. Agrega el azúcar de los confiteros, el cacao en polvo y derrite el chocolate y vuelve a licuar hasta que quede suave y cremoso. Transfiere la mezcla a un recipiente y refrigera durante 30 minutos para enfriar.

2. Usa tus manos para formar bolas de 1 pulgada con la mezcla fría y colócalas en una bandeja para hornear. Pon las almendras molidas en un recipiente poco profundo y cubre las bolas con esto, rodándolas para que se cubran por completo. Coloca las trufas en una fuente y refrigera por 30 minutos antes de servir.

Pastel De Seda Falsa de Chocolate

RINDE DE 6 A 8 PORCIONES

La textura cremosa del relleno es incomparable, y el delicioso sabor es el sueño de un amante del chocolate. Este magnífico y sofisticado postre es más fácil de hacer de lo que parece, no requiere cocción y se garantiza que gane excelentes comentarios de los invitados a la cena.

2 ½ tazas de galletas de chocolate veganas (alrededor de 15 galletas)
2 cucharadas de mantequilla vegana o aceite de coco, derretido
1 (12-onzas) bolsa de chips de chocolate semidulce vegano
½ taza de anacardos crudos, remojados durante 4 horas, luego escurridos
⅓ taza de jarabe de arce puro
1 paquete (12 onzas) de tofu de seda firme, escurrido y secado con palmaditas
2 cucharaditas de extracto puro de vainilla
Rodajas de almendras, tostadas, para adornar.

Instrucciones:

1. Cubre un molde para pastel de 8 pulgadas o un molde con forma de resorte con aceite vegetal en aerosol para cocinar. Tritura las galletas en un procesador de alimentos y procesa hasta que se conviertan en migas. Agrega la mantequilla derretida y pulsa hasta que las migas se humedezcan. Presiona la mezcla de migas en el fondo y los lados de la bandeja. Refrigere hasta que se necesite.

2. Derrite las chispas de chocolate en la parte superior de una caldera doble sobre agua a fuego lento o en el microondas.

3. En una licuadora de alta velocidad, muele los anacardos hasta obtener una pasta. Añade el jarabe de arce y mezcla hasta que quede suave. Añade el tofu y licúa hasta que quede cremoso. Añade el chocolate derretido y la vainilla y mezcla hasta que quede suave. Vierte el relleno en la corteza preparada y refrigera durante 2 horas. Adorna con almendras tostadas cuando esté listo para servir.

Locos Por El Pastel De Zanahoria

RINDE 8 PORCIONES

El pastel de zanahoria es un favorito personal, y todos los que han probado este pastel de zanahoria están de acuerdo en que es el mejor pastel de zanahoria que han tenido, vegano o no. Es una torta rica y sabrosa sin ser extremadamente dulce, húmeda con trozos dulces de zanahoria y envuelta en un helado lujoso y cremoso. Y qué manera tan decadente de obtener tu betacaroteno para el día. Para un poco de crujido, agrega ½ taza de nueces picadas. Para un color de zanahoria aún más rico, sustituya una parte o toda la leche de soya por el jugo de zanahoria.

2 tazas de harina para todo uso
1 cucharadita de polvo de hornear
2 cucharaditas de canela molida
1 cucharadita de pimienta de Jamaica
¾ cucharadita de sal
¾ cucharadita de bicarbonato de sodio
1 taza de azúcar
½ taza de leche normal de almendra o soya sin azúcar
½ taza de aceite de semilla de uva
¼ taza de jarabe de arce puro
2 cucharaditas de extracto puro de vainilla
2 tazas de zanahorias ralladas finamente
½ taza de pasas doradas
Frosting de queso crema (la receta sigue)

Instrucciones:

1. Precalienta el horno a 350 °F. Engrasa un molde para hornear cuadrado de 9 pulgadas. En un tazón grande, mezcla la harina, el polvo de hornear, la canela, la pimienta de Jamaica, la sal y el bicarbonato de sodio. En un tazón mediano, combina el azúcar, la leche de almendras, el aceite, el jarabe de arce y la vainilla, luego agrega los ingredientes húmedos a los ingredientes secos y mezcla hasta que se unan. Añade las zanahorias y las pasas hasta que se mezclen. Extiende la masa en la sartén preparada.

2. Hornea hasta que un palillo insertado en el centro salga limpio, de 50 a 55 minutos. Deja enfriar sobre una rejilla. Afloja los bordes y luego invierte la torta en un plato. Deja enfriar completamente, luego congelar el pastel.

Glaseado de Crema de Queso

RINDE APROX. 2½ TAZAS

Este glaseado es famoso por ser la gloria suprema de un pastel de zanahoria. Busca recipientes de queso crema vegano en tiendas de alimentos naturales y supermercados bien surtidos.

1 contenedor (8 onzas) de queso crema vegano, ablandado
3 tazas de azúcar de confitería, o más según sea necesario
1 cucharadita de extracto puro de vainilla

Instrucciones:

Combina todos los ingredientes en un procesador de alimentos y procesa hasta que quede suave. Alternativamente, es posible utilizar una batidora eléctrica para batir los ingredientes hasta que esté suave y esponjoso. Si el glaseado es demasiado fino, agrega más azúcar de repostería. Refrigera hasta que se necesite.

CONCLUSIÓN

Ya sea que hayas sido vegano por un tiempo o recién estés comenzando, ahora debes tener un conocimiento más completo de lo que significa ser vegano. Esto incluye:

- Cómo abastecer tu despensa
- Ingredientes ocultos para evitar
- Una comprensión de las técnicas básicas de cocina.
- Comidas típicas que componen una dieta vegana.
- Cómo armar comidas saludables
- Adaptación de la dieta vegana para diferentes problemas de salud.
- Algunas nuevas recetas

No importa por qué elegiste el estilo de vida vegano, este libro ha sido diseñado como un recurso para acercarte más a fin de lograr un estilo de vida completamente vegano y saludable.

¿A DONDE VAS DESDE AQUÍ?

¿Y ahora qué? El estilo de vida vegano representa un compromiso para incrementar tu salud. También es una decisión social para muchas personas. Si deseas reducir aún más tu impacto en el medio ambiente, come alimentos locales siempre que puedas y, ciertamente, compra productos orgánicos. Además, trata de mantenerte alejado de los alimentos modificados genéticamente.

Sí, el estilo de vida vegano sin duda puede fortalecer tu salud. También puede ayudar a fomentar un mejor ambiente en los próximos años. Solo recuerda que solo porque seas vegano no significa que estés automáticamente saludable. Sin embargo, es mucho más fácil tomar decisiones saludables en una dieta vegana.

www.ingramcontent.com/pod-product-compliance
Lightning Source LLC
Chambersburg PA
CBHW071234020426
42333CB00015B/1465